Ratgeber Borderline-Störung

Ratgeber zur Reihe Fortschritte der Psychotherapie
Band 24

Ratgeber Borderline-Störung
von Prof. Dr. Martin Bohus und Dr. Markus Reicherzer

Ratgeber Borderline-Störung

Informationen für Betroffene und Angehörige

von Martin Bohus
und Markus Reicherzer

HOGREFE
GÖTTINGEN · BERN · WIEN · PARIS · OXFORD · PRAG
TORONTO · CAMBRIDGE, MA · AMSTERDAM
KOPENHAGEN · STOCKHOLM · FLORENZ

Prof. Dr. med. Martin Bohus, geb. 1956. Seit 2003 Lehrstuhl für Psychosomatische Medizin und Psychotherapie an der Universität Heidelberg und Ärztlicher Direktor der Klinik für Psychosomatische Medizin und Psychotherapie am Zentralinstitut für Seelische Gesundheit, Mannheim.

Dr. med. Markus Reicherzer, geb. 1966. Seit 2008 Ärztlicher Direktor der Klinik Dr. Schlemmer (Centrum für Psychosomatische Medizin) in Bad Tölz.

Bibliografische Information der Deutschen Nationalbibliothek
Die Deutsche Nationalbibliothek verzeichnet diese Publikation in der Deutschen Nationalbibliografie; detaillierte bibliografische Daten sind im Internet über http://dnb.dnb.de abrufbar.

Göttingen · Bern · Wien · Paris · Oxford · Prag · Toronto · Cambridge, MA
Amsterdam · Kopenhagen · Stockholm · Florenz
Merkelstraße3, 37085 Göttingen

http://www.hogrefe.de
Aktuelle Informationen · Weitere Titel zum Thema · Ergänzende Materialien

Umschlagabbildung: © Tomasz Trojanowski – Fotolia.com
Satz: ARThür Grafik-Design & Kunst, Weimar
Illustrationen: Renate Alf
Gesamtherstellung: AZ Druck und Datentechnik, Kempten
Printed in Germany
Auf säurefreiem Papier gedruckt

ISBN 978-3-8017-1790-2

Inhalt

Vorwort 7

1 Borderline-Störung – was ist das? 9
1.1 Welche Verhaltens- und Erlebensmuster kennzeichnen eine Borderline-Störung? 9
1.2 Wie häufig sind Borderline-Störungen und wie entwickeln sie sich? 11
1.3 Wie äußert sich eine Borderline-Störung? 12
1.3.1 Probleme mit Gefühlen (Gefühlsregulation) 12
1.3.2 Probleme mit den „anderen“ 16
1.3.3 Probleme mit sich selbst und dem eigenen Körper 18
1.3.4 Weitere wichtige Symptome 19
1.3.5 Problematische Verhaltensmuster 20
1.4 Häufige zusätzliche Störungen 23

2 Wie entstehen Borderline-Störungen? 28

3 Welche Möglichkeiten gibt es, die Borderline-Störung erfolgreich zu behandeln? 33
3.1 Grundsätzliches 33
3.2 Therapiemethoden 35
3.3 Behandlungsbedingungen 37
3.4 Medikamentöse Behandlung 41

4 Dialektisch Behaviorale Therapie (DBT) 43
4.1 Was versteht man unter „Dialektisch Behavioraler Therapie?“ 43
4.2 Sorgfältige Planung bereitet Therapieerfolge vor 46
4.2.1 Welche Merkmale der Borderline-Störung sind bei Ihnen besonders ausgeprägt? 46
4.2.2 Wie sind Ihre Lebensverhältnisse? 47
4.2.3 Wie verlief die Störung bisher? 49
4.2.4 Der Non-Suizidvertrag 49
4.2.5 Wurden frühere Therapien abgebrochen? 53

4.2.6 Was muss ich als erstes in den Griff bekommen? (Verhaltenskontrolle) 55
4.2.7 Was will ich erreichen (Therapieziele)? 55
4.2.8 Woran muss ich mich halten (Vereinbarung der Therapieregeln)? 57
4.2.9 Hilfe per Telefon oder E-Mail? 58
4.3 Was geschieht während der DBT-Therapie? 59
4.3.1 Die Arbeit mit dem Therapeuten 59
4.3.2 Struktur der DBT 66
4.3.2 Skillstraining 69
4.3.2.1 Wie lernt man Skills? 69
4.3.2.2 Skills-Modul 1: Innere Achtsamkeit 73
4.3.2.3 Skills-Modul 2: Stresstoleranz 76
4.3.2.4 Skills-Modul 3: Umgang mit Gefühlen 83
4.3.2.5 Skills-Modul 4: Zwischenmenschliche Fertigkeiten (Umgang mit anderen) 93
4.3.2.6 Skills-Modul 5: Verbesserung des Selbstwerts 94
4.4 Stationäre DBT-Behandlung 96
4.4.1 Stationäre Krisenintervention 96
4.4.2 Stationäre Intensivbehandlung 99

5 Weitere wichtige Fragen 103
5.1 Borderline-Betroffene als Mütter 103
5.2 Was kann ich als Angehöriger tun? 104
5.3 Bericht einer Betroffenen – Einmal Hölle und zurück 108

Anhang
Literatur 113
Hilfreiche Adressen 114
Weitere Internetadressen 116
Arbeitsblätter 117

Vorwort

Dieser Ratgeber informiert über die Borderline-Störung: Was versteht man darunter, wie entsteht sie und was kann man dagegen tun? Oder vielleicht besser: Wie kann man lernen, damit umzugehen?

Wir wenden uns damit natürlich in erster Linie an die Betroffenen selbst, aber auch an deren Angehörige, Lehrer und Erzieher.

Das Wichtigste zuerst: Die Borderline-Störung ist zwar eine schwere und oft sehr belastende Störung, aber das muss nicht ein Leben lang so bleiben. Die meisten Betroffenen können lernen, mit der Problematik umzugehen und ein lebenswertes Leben zu führen. Manchmal entwickelt sich dies von selbst – wenn alles glatt läuft. Es wird jedoch deutlich einfacher, wenn man Hilfe von Fachleuten findet. Dieses Buch will den Einstieg zu diesem Weg erleichtern.

Manche Betroffene bekommen dieses Buch von Angehörigen in die Hand gedrückt und sind dann zunächst skeptisch. Andere haben schlechte Erfahrungen mit Therapeuten oder Kliniken gemacht. Und manche meinen, sie hätten es nicht verdient, dass es ihnen besser ginge. Damit sind sie nicht alleine. Sie teilen diese Ansicht mit vielen Borderline-Betroffenen.

Wir hoffen, dass Sie dennoch weiterlesen. Geben Sie sich eine Chance, Sie sollten es sich wert sein.

Dieses Buch ist ein Ratgeber. Es kann keine Psychotherapie ersetzen, und das soll es auch nicht. Wir wollen informieren, Mut machen und anregen, sich auf einen neuen Weg zu begeben.

Die Borderline-Störung beginnt meistens im Jugendalter, aber sie ist keine lebenslange Diagnose. Je früher die Behandlung beginnt, desto besser sind die Chancen. Entscheidend ist also, dass sie frühzeitig erkannt wird und von Fachleuten, die sich mit dieser Störung auskennen, behandelt wird.

Personen mit einer Borderline-Störung verarbeiten Gefühle auf ganz besondere Weise: Sie haben ein ausgesprochen feines Gespür für ihre Umgebung und sie reagieren sehr empfindlich auf Schwierigkeiten mit ihrem

Umfeld. Die Gefühle sind dann sehr stark, manchmal überwältigend. Deshalb suchen die Betroffenen nach Möglichkeiten, ihre Gefühle zu dämpfen. Manchmal gelingt dies, manchmal geht das schief. Denn auch Selbstverletzungen, Drogen, Wutanfälle, Alkohol oder sogar Brechanfälle helfen oft kurzfristig, extreme Gefühle zu mildern – aber eben nur kurzfristig. Auf längere Sicht wird man dadurch nur noch anfälliger und die Freunde ziehen sich zurück – ein Teufelskreis setzt sich in Gang. Kennen Sie das? Der Ratgeber hilft Ihnen, den Ausstieg zu finden.

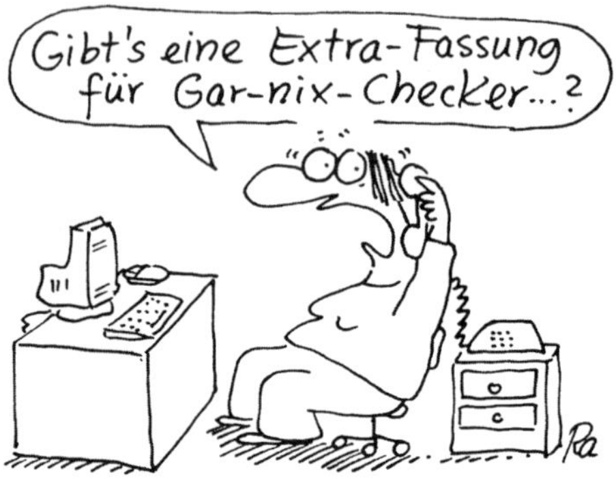

Mannheim und Bad Tölz, Februar 2012

Martin Bohus
und *Markus Reicherzer*

1 Borderline-Störung – was ist das?

1.1 Welche Verhaltens- und Erlebensmuster kennzeichnen eine Borderline-Störung?

Kennen Sie das?

- Haben Sie das Gefühl, dass Sie anders sind als alle anderen? Dass Sie einfach nicht dazugehören?
- Kommen Sie sich manchmal vor, wie ein „Alien"?
- Sind Sie empfindlicher und sensibler als die meisten anderen, die Sie kennen?
- Haben Sie je erlebt, dass Ihre Gefühle schmerzen und dass die innere Anspannung unerträglich wird?
- Können schon Kleinigkeiten starke Stimmungsschwankungen und negative Gedanken bei Ihnen auslösen?
- Neigen Sie dazu, sich selber fertig zu machen? Sich und alles was dazugehört so richtig gründlich zu hassen?
- Ist es schwierig für Sie, alleine zu sein, aber mit den Partnern klappt es auch nicht so richtig?
- Und wie gehen Sie mit Krisensituationen um? Lösen Sie diese mit Alkohol, Drogen, Selbstverletzungen, Essanfällen oder Hungerphasen? Eigentlich wissen Sie, dass das langfristig ins Chaos führt, aber ...
- Kennen Sie das alles? Oder manches?

Wenn Sie dieser Text anspricht, kann es sein, dass Sie eine Borderline-Störung haben.

Woher kommt der Begriff?

Zugegeben: Der Begriff „Borderline" klingt etwas seltsam. Nach Grenzland, Krisengebiet und Kampfzonen. In Wirklichkeit stammt dieser Begriff aus einer Zeit, in der man noch meinte, dass Patienten mit heftigen Gefühlsschwankungen, mit Stimmen im Kopf und vorübergehenden Gefühlen der Unwirklichkeit, an einer Grenzform der Schizophrenie litten. „Borderline" beschrieb dann diese vermutete Grenze am Rande der Schizophrenie. Heute weiß man, dass die beiden Störungen nichts miteinander zu tun haben. Der Begriff ist dann trotzdem geblieben. Viele Betroffene mögen ihn.

Wie diagnostiziert man eine Borderline-Störung?

Wenn Wissenschaftler und Therapeuten heute psychische Störungen diagnostizieren, so beziehen sie sich auf die Richtlinien der Amerikanischen Psychiatrischen Vereinigung (APA). Diese Richtlinien versuchen, Störungen mithilfe von beobachtbaren Symptomen, das heißt Verhaltensweisen oder innerem Erleben, zu ordnen. Dieses Vorgehen ist nicht in Stein gemeißelt, und es ist auch nicht immer wissenschaftlich gut begründet. Es ist ein mehr oder weniger gelungener Versuch, etwas Ordnung in die Welt der psychischen Erkrankungen zu bringen.

Es hat sich in den letzten Jahren gezeigt, dass die im folgenden Kasten aufgelisteten Erlebens- und Verhaltensmuster in ihrer Gesamtheit die Borderline-Störung sehr gut beschreiben.

Diagnostische Kriterien der Borderline-Persönlichkeitsstörung:

Menschen mit Borderline-Störungen zeigen häufig folgende Eigenschaften:

1. Verzweifeltes Bemühen, alles zu tun, um das Gefühl zu vermeiden, dass man verlassen wird.
2. Sehr enge, aber auch schwierige Beziehungen.
3. Unsicherheit und Schwankungen im Gefühl für sich selbst.
4. Schwierigkeiten, schädliches Verhalten zu kontrollieren: z. B. unkontrolliertes Geldausgeben, unvorsichtiger Sex, Drogen oder Alkoholmissbrauch, rücksichtsloses Fahren, Essanfälle usw.
5. Häufige Gedanken an Selbsttötung, Selbsttötungsversuche oder Selbstverletzungen.
6. Starke Schwankungen der Stimmungen: z. B. starke vorübergehende Niedergeschlagenheit, hohe Reizbarkeit oder auch anflutende Angst.
7. Chronisches Gefühl der Leere.
8. Unangemessene starke Wut oder Schwierigkeiten, Wut oder Ärger zu kontrollieren: z. B. häufige Wutausbrüche, andauernder Ärger, wiederholte Prügeleien.

9. Vorübergehende stressabhängige pseudopsychotische oder schwere dissoziative Symptome (diese Begriffe werden auf Seite 19 und 20 erklärt).

Die meisten Menschen erleben nicht alle diese neun Kriterien. Man hat sich geeinigt, dass fünf dieser Kriterien ausreichen, damit man mit hoher Sicherheit von einer Borderline-Störung sprechen kann. Aber, wie gesagt, dies sind nur Anhaltspunkte, die Diagnose sollte ein kompetenter Fachmann stellen.

1.2 Wie häufig sind Borderline-Störungen und wie entwickeln sie sich?

Es handelt es sich um eine relativ häufige Störung. Etwa drei von hundert Erwachsenen erleben einmal in ihrem Leben eine längere Borderline-Episode. Männer und Frauen sind gleich häufig betroffen. Aber die meisten Betroffenen, die therapeutische Hilfe suchen, sind weiblich. Borderline-Männer kommen dagegen häufiger mit dem Gesetz in Konflikt, weil sie häufig ihre Spannungszustände, oder auch das Gefühl von Ohnmacht, nach außen richten und bisweilen aggressiv auftreten.

Die Störung, oder zumindest einige ihrer Merkmale, beginnt meistens mit der Pubertät. Zwischen dem 13. und 18. Lebensjahr ist fast jedes zwanzigste Mädchen davon betroffen. Etwa ein Drittel der erwachsenen Borderline-Patienten berichtet, dass das selbstschädigende Verhalten (also etwa absichtlich zugefügte Verletzungen) schon vor dem 12. Lebensjahr begonnen hat. Eine große Studie an Schulen in Deutschland zeigte, dass sich etwa jedes zwanzigste 15-jährige Mädchen regelhaft selbst verletzt, und mehr als zwei Selbsttötungsversuche hinter sich hat. Wir wissen aber auch, dass die Probleme und Merkmale der Borderline-Störung sich im weiteren Verlauf deutlich verbessern können. Nach dem 45. Lebensjahr ist nur noch einer von zweihundert Menschen in Deutschland davon betroffen.

Was dazu beiträgt, ob diese Störung sich nun bessert, oder ob sie anhält, ist noch nicht vollständig geklärt. Sicher ist, dass der Gebrauch von Drogen (auch Marihuana!) und Alkohol eine wichtige negative Rolle spielt. Aber auch das Ausmaß von eventueller Traumatisierung und die soziale Unterstützung haben großen Einfluss. Sie sehen also, die Borderline-Störung ist bei weitem keine „seltene Störung“ und es gibt eine Reihe von Prominenten, denen die Merkmale der Borderline-Störung nicht fremd waren. Es könnte gut sein, dass etwa Lady Diana, Jim Morrison, Curt Cobain oder Amy Winehouse eine Borderline-Störung hatten. Aber keine Sorge, nicht alle „Borderliner“ enden in Drogen und Alkohol oder auf der Bühne, die meisten führen ein ziemlich „normales“ Leben.

Eine der größten Gefahren der Borderline-Störung ist jedoch die Selbsttötung. Für viele Borderline-Betroffenen scheint Selbsttötung als letzte Möglichkeit eine starke Faszination auszuüben. Etwa 5 % der Betroffenen (also jeder zwanzigste) bringen sich letztendlich um. Die Zahl der *Selbsttötungsversuche* ist jedoch wesentlich höher (ca. 60 %). Ein großes Problem ist auch die soziale Einbindung von Borderline-Patienten. Viele schaffen noch den Schulabschluss. Aber spätestens wenn die Ausbildung oder das Studium beginnen und der Auszug von Zuhause ansteht, fangen die Probleme an. Leider ist die Zahl der jungen Erwachsenen mit Borderline-Störung, die eine abgeschlossene Berufsausbildung haben, im Vergleich zu ihren Altersgenossen deutlich geringer. Bleibt noch anzumerken, dass es im Verlauf der Störung immer wieder – auch nach langen stabilen Phasen – zu Rückfällen kommen kann. Meist liegt dies an aktuellen Belastungen; eine kurze Therapie führt dann wieder zu einer Stabilisierung.

1.3 Wie äußert sich eine Borderline-Störung?

Merke:

Man kann die Probleme der Borderline-Störung in drei Bereiche gliedern:
1. Probleme mit Gefühlen (Gefühlsregulation).
2. Probleme mit Mitmenschen.
3. Probleme mit dem eigenen Selbst und dem Körperbild.

1.3.1 Probleme mit Gefühlen (Gefühlsregulation)

Menschen mit Borderline-Störungen erleben Gefühle heftiger und länger anhaltend als andere. Das bedeutet, dass oft geringfügige Auslöser genügen, um sehr starke Gefühle hervorzurufen. Diese bestimmen dann das gesamte

Erleben. Emotionen haben die „Aufgabe“, uns Menschen zu ganz bestimmten Handlungen oder Verhaltensweisen zu drängen. Deshalb erleben sich Borderline-Patienten oft als Opfer ihrer Gefühle und sind sehr von dem starken Drang bestimmt, diesen Gefühlen nachzugeben.

Wenn beispielsweise Angst, die wir erleben, sehr stark ist, so drängen sich Ideen auf, zu fliehen, Hilfe zu suchen, oder notfalls alle Kräfte zu mobilisieren, um anzugreifen. All unser Denken ist nur noch darauf ausgerichtet, eine weitere Bedrohung möglichst rasch zu erkennen und uns zu verteidigen. Dieses Muster gilt für alle unsere Emotionen. Wann immer ein Gefühl sehr stark ist, bestimmt es unser Denken und Handeln. Kein Wunder also, dass Menschen mit sehr starken Gefühlen, wie Borderline-Patienten, oft „seltsam“ handeln – also nicht unbedingt so, dass die Umgebung immer sofort nachvollziehen kann, was die Betroffenen bewegt. Sind die Gefühle wieder abgeklungen, ist das eigene Verhalten dann oft schwer nachvollziehbar und oft peinlich.

Wenn die Gefühle sehr stark werden, ist es oft schwierig, diese genau zu benennen. Die Betroffenen erleben die Gefühle dann als schier unerträgliche Anspannung: So stark, dass alles versucht wird, diese Anspannung möglichst rasch zu beenden. Abbildung 1 zeigt das typische „Profil“, also den Verlauf der Anspannung, einer Borderline-Patientin. Es wird mit einer gesunden jungen Frau verglichen. Hierfür wurde mit einem Taschencomputer jede Stunde nach der Intensität der aktuellen Anspannung (zwischen 0 und 9) gefragt. Der Wert 7 wurde vorher festgelegt: Ab diesem Wert ist die innere

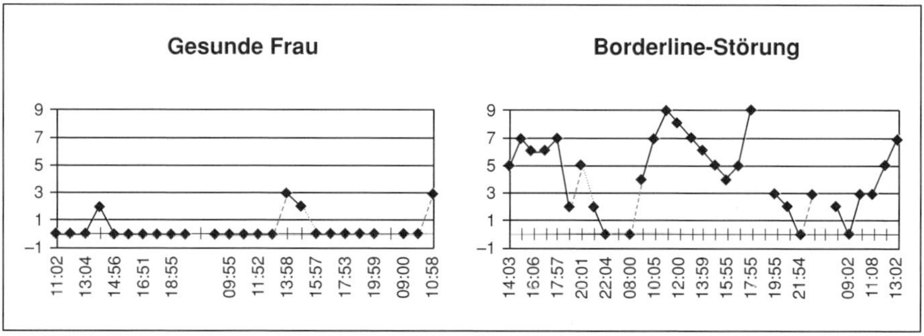

Abbildung 1: Spannungszustände bei Borderline-Patienten und bei Gesunden über 24 Stunden. Die senkrechte Achse gibt das Ausmaß der erlebten Anspannung an, die waagerechte Achse den jeweiligen Zeitpunkt

Anspannung so stark, dass das ganze Denken nur noch darauf fixiert ist, diese Anspannung sofort und mit allen Mitteln zu beenden.

Man sieht deutlich die raschen, steilen Anstiege bis in sehr hohe Werte, und wie lange es dauert, bis die Gefühle sich wieder normalisieren.

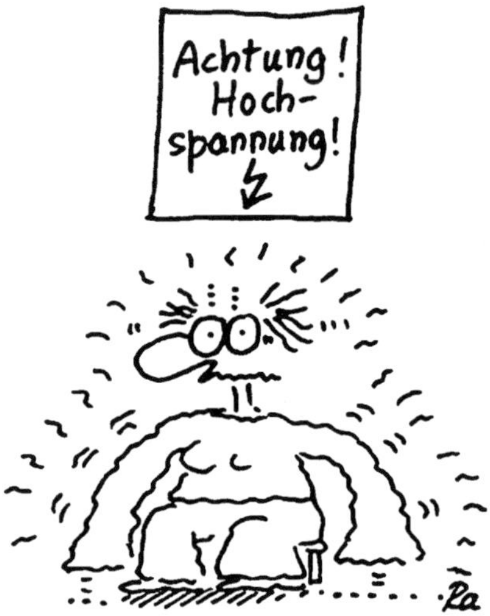

Diese Spannungszustände werden oft als schier unerträglich wahrgenommen. So ist es nicht verwunderlich, dass viele Betroffene auf Möglichkeiten zurückgreifen, diese Anspannung kurzfristig zu mildern: Selbstverletzungen, Drogen- oder Alkoholkonsum, extreme körperliche Belastung, Ess- und Brechanfälle, aggressive Impulse und vieles anderes mehr. All diesen „Methoden" ist gemeinsam, dass sie kurzfristig hilfreich, aber langfristig schädlich sind – oder zumindest nicht dazu beitragen, die Situation nachhaltig zu verbessern. Das Gehirn allerdings lernt schnell und es merkt sich die kurzfristigen Folgen besonders gut: Es wird also immer wieder auf diese „raschen Lösungsversuche" zurückgreifen – so kann suchtartiges Verlangen nach Selbstverletzungen entstehen.

Wie können diese Störungen der Gefühlsregulation erklärt werden?

Die genauen Ursachen und Wirkweisen wissen wir noch nicht. Wahrscheinlich sind einige grundlegende Mechanismen im Zusammenwirken zwischen der Biologie unseres Nervensystems und der Steuerung durch Gedanken im Gehirn gestört. Unter normalen Bedingungen verfügt unser Gehirn über die Fähigkeit, Emotionen automatisch zu dämpfen. Dies geschieht in mehreren Stufen (Regelkreisen). Zusätzlich zu dieser neurobiologisch ablaufenden Dämpfung können Menschen ihre Emotionen durch bewusste Gedanken oder Handlungen kontrollieren und auch dämpfen. Beide Möglichkeiten (also automatische und bewusste Prozesse) scheinen bei Borderline-Patienten nur verzögert zu wirken.

Gedanken wie etwa „Die Situation ist nicht wirklich bedrohlich, ich habe so etwas schon bewältigt.“, oder „Auch wenn diese Herausforderung jetzt neu ist, werde ich nicht sterben, wenn ich nicht die beste bin …“ sind oft hilfreich, um Angst oder Stress zu reduzieren. Borderline-Patienten aber entwickeln typischerweise ganz automatisch Gedanken wie „Wenn ich jetzt einen Fehler mache, merken die anderen, wie blöd ich bin und werden sich über mich lustig machen.“ oder „Wenn ich mich blamiere, überlebe ich das nicht.“ oder „Wenn mein Freund ärgerlich ist, heißt das, dass er mich verlassen wird, und das überlebe ich nicht.“ etc. Also alles Gedanken, die nicht wirklich zur Entspannung beitragen, oder?

Wie gesagt, es gibt zwei Probleme: Zum einen sind die Gefühle sehr stark, weil die neurobiologische Selbstregulation nicht ausreichend funktioniert, zum anderen sind die beruhigenden Gedanken oft nicht sehr hilfreich. Eine Patientin brachte diesen Zusammenhang einmal mit folgender Beschreibung auf den Punkt: „Borderline-Patienten haben einen sehr starkem Motor, wie ein Porsche, aber leider mit Bremsen wie ein VW Polo, da ist es kein Wunder, wenn es sie manchmal aus der Kurve trägt“.

Die gute Nachricht: Man kann, um in diesem Bild zu bleiben, die schwachen Bremsen „nachrüsten“. Man kann zusätzliche Fertigkeiten zur Dämpfung von Gefühlen erlernen. Das ist gar nicht so schwierig und konnte in vielen wissenschaftlichen Studien nachgewiesen werden. Ein wichtiger Baustein in einer erfolgreichen Therapie der Borderline-Störung ist also immer das Erlernen von Fertigkeiten zur Dämpfung von Gefühlen und damit der „Emotionsregulation“.

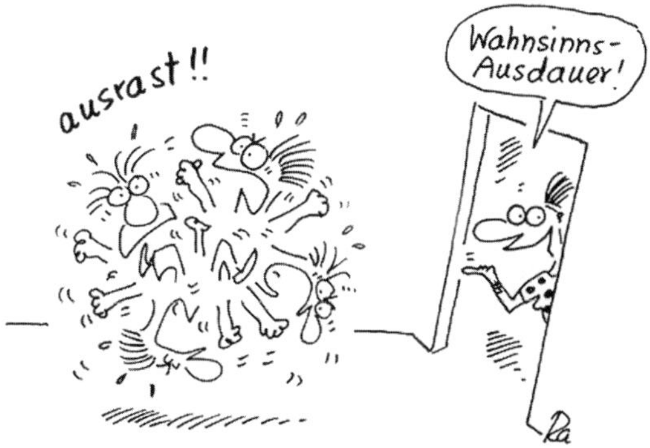

Ein wichtiger Teilbereich der Emotionsregulation ist die Kontrolle von Impulsen. Das heißt, das Steuern von rasch einschießenden Ideen oder Handlungsanreizen. Auch hier haben Borderline-Patienten oft Schwierigkeiten. So sind sie oft leicht ablenkbar und können sich manchmal schlecht konzentrieren. Bisweilen reagieren sie sehr heftig, wütend oder aggressiv auf vermeintliche Kränkungen oder Zurückweisungen. Im Nachhinein wird das dann oft bedauert. Viele schämen sich dafür, und ziehen sich dann noch mehr zurück– auch nicht unbedingt ein Erfolgsrezept, um soziale Zugehörigkeit zu pflegen. Aber – auch hier die gute Nachricht: Die Impulskontrolle kann durch gezieltes Training verbessert werden.

1.3.2 Probleme mit den „anderen“

Die meisten Borderline-Patienten haben Schwierigkeiten, alleine zu sein. Aber mit dem Partner oder der besten Freundin ist es auch nicht einfach. Und in sozialen Gruppen fühlen sie sich als isolierte Außenseiter. Hinzu kommen oft Missverständnisse, wenn sie die Absichten von anderen deuten. Oder die anderen haben Schwierigkeiten, die Verhaltensweisen von Borderline-Patienten zu verstehen. All diese Ängste verdichten sich natürlich am stärksten in Beziehungen. Hier herrscht eine intensive Angst vor dem Alleinsein und große Angst davor, dass die Partner tatsächlich verschwinden, wenn sie abwesend sind. So verwechseln Borderline-Betroffene häufig das Alleinsein mit wirklicher Verlassenheit. Sie versuchen daher, wichtige Bezugspersonen möglichst intensiv an sich zu binden. Andererseits löst Nähe und Geborgenheit oft ein hohes Maß an Angst, Schuld, Scham oder körperliches Unbehagen aus. Die Folge: langwierige, schwierige Beziehungen mit häufigen Trennungen und Wiederannäherungen („Ich hasse dich, verlass mich nicht …“). Für Beobachter wirkt dieses zwischenmenschliche Verhalten häufig unerklärlich oder „manipulativ“. Und tatsächlich besteht ja die Gefahr, dass wohlwollende Partner diese raschen Wechsel zwischen inniger Zuwendung und kalter Abweisung nicht allzu lange aushalten. Sich dann aber aus lauter Angst vor dem Verlassenwerden an Partner zu klammern, die einem nicht gut tun, ist auch keine Lösung.

Wie können wir diese Störungen im zwischenmenschlichen Bereich erklären?

Merke:

Grundsätzlich erfordert ein reibungsloses Zusammenleben mit Partnern, Freunden, Eltern oder Kollegen, ein hohes Maß an Fertigkeiten, die uns oft gar nicht bewusst sind:

– Wir benötigen Vertrauen in andere, aber wir brauchen auch die Gewissheit, dass wir nötigenfalls auch eine Weile alleine überleben können.

- Wir müssen also lernen, einzuschätzen, wem wir vertrauen können, und wie wir andere ermutigen, Vertrauen in uns zu haben.
- Wir müssen lernen, die Gefühle und Absichten von anderen richtig zu verstehen und „instinktiv“ darauf zu reagieren.
- Wir müssen lernen einzuschätzen, wie unser Auftreten und unsere Handlungen auf andere wirken.
- Und schließlich müssen wir lernen, Dinge zu fordern und uns durchzusetzen, ohne dabei die Beziehungen zu gefährden.
- Bisweilen aber müssen wir uns auch durchsetzen und eine vorübergehende Störung der Beziehung in Kauf nehmen.
- Und schließlich müssen wir lernen, dass unterschiedliche Meinungen und Einstellungen und manchmal auch Streit normal sind und toleriert werden müssen.

Borderline-Patienten haben in vielen dieser Bereiche Schwierigkeiten: Zwar haben sie oft ein sehr feines Gespür für die Befindlichkeiten anderer, aber sie neigen dazu, etwa neutrale Gesichtsausdrücke oder Körperhaltungen als feindlich oder aggressiv einzuschätzen. Natürlich reagieren die Betroffenen dann bisweilen abweisender, als es nötig wäre.

Vertrauen zu entwickeln oder herzustellen ist ebenfalls oft schwierig. Die meisten Borderline-Patienten reagieren auf vermutete oder geringfügige Zurückweisungen mit heftigen, bisweilen wütenden Reaktionen. Gerade weil sie sich auf ihr eigenes Urteil nicht gut verlassen können, bleiben sie oft sehr lange misstrauisch und vorsichtig. Manchmal ist es schwierig einzuschätzen, ob die Erwartungen an andere überhaupt angemessen sind. Zu erwarten, dass die Mutter freundlich und besonnen reagieren sollte, wenn man als 16-Jährige um vier Uhr morgens betrunken nach Hause kommt, ist nicht unbedingt angemessen. Und nicht jeder Freund verhält sich zugewandt und liebevoll, wenn man ihn anschreit. Häufig wird unausgesprochen gefordert, der andere hätte zu „spüren“, wie es einem geht; er sollte die eigenen Absichten bewerten und nicht das Verhalten („Weshalb keifst du zurück, wenn ich dich anschreie, in Wirklichkeit wollte ich dich doch beruhigen …“).

Das Schwierigste aber ist es, einzuschätzen, wie man selbst auf andere wirkt. Die „Absicht“ stimmt oft mit der Wirkung nicht überein. Der Versuch, freundlich zu sein oder sich abzugrenzen, endet dann oft im Chaos.

Viele dieser Verhaltensmuster wirken auf den ersten Blick unverständlich: Vielleicht hilft es, wenn man weiß, dass die meisten Borderline-Patienten sich immer in Gefahr sehen, von allen anderen verlassen, ausgelacht oder ausgestoßen zu werden. Und gerade, wenn man große Angst hat, ausgestoßen zu werden, reagiert man instinktiv entweder wütend und aggressiv oder „kriecherisch", indem man die eigenen Bedürfnisse verleugnet. Auf andere aber wirken gerade diese Verhaltensmuster oft abstoßend, so dass das, was man am meisten fürchtet, sehr wahrscheinlich wird: Borderline-Patienten werden zu Außenseitern. Vor diesem Hintergrund ist es auch verständlich, dass sich Borderline-Patienten gerade im sozialen Freizeitbereich, also in den Pausen oder nach dem Sport, besonders unsicher fühlen. Natürlich meiden sie derartige Situationen soweit es geht. Meist sind die wirklich „guten Freundinnen" ebenfalls Borderline-Betroffene, weil diese ein sehr feines Gespür für die jeweiligen Stimmungen und Nöte der anderen haben.

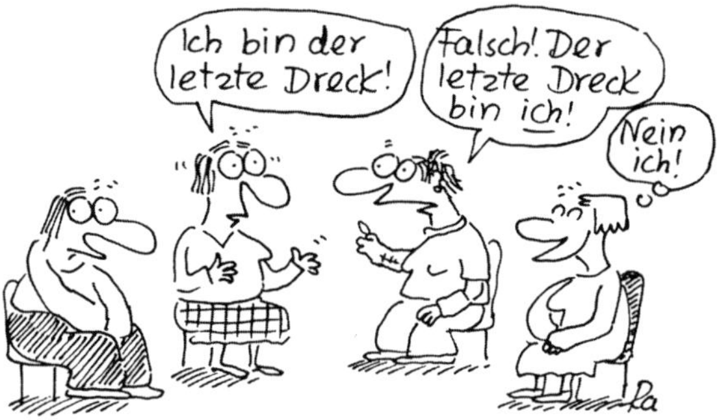

1.3.3 Probleme mit sich selbst und dem eigenen Körper

Die meisten Borderline-Betroffenen berichten über ein tiefgreifendes Gefühl der Unsicherheit darüber, wer sie eigentlich sind. Viele erleben sich als „abgeschnitten von sich selbst", als „weit entfernt von sich selbst" oder empfinden es als äußerst unangenehm, „sich selbst ausgeliefert zu sein". Einsamkeit macht sich breit und das schreckliche Gefühl, man ist schlicht unzulänglich und nichts wert. Manche Betroffene schätzen sich selbst auch als moralisch schlecht, inkompetent, hässlich und verachtenswert ein. Kurzfristige Anstiege des Selbstwertgefühls sind oft gefolgt von einem Zusammenbruch mit Selbstabwertung. Bisweilen hören Borderline-Betroffene laute Stimmen im Kopf, die ihnen sagen, dass sie wertlos sind, dass es keinen Sinn macht, sich zu bemühen, da sie eh keinen Erfolg verdient hätten. Häufig erinnern diese laut werdenden Gedanken fatal an das, was ihnen von wichtigen Bezugspersonen eingeredet worden ist.

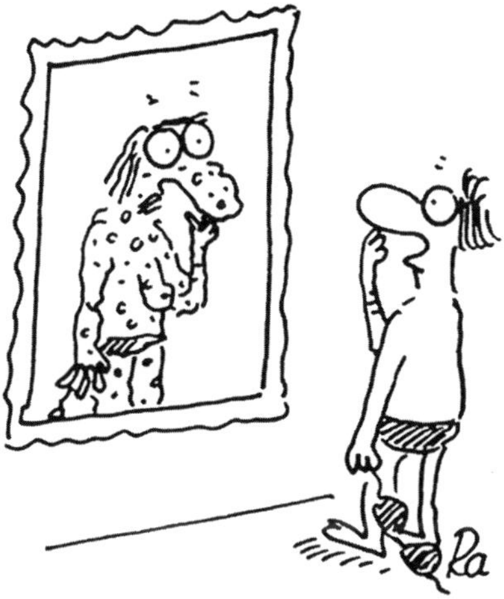

Die Einstellung zum eigenen Körper und die Einschätzung des Körperbildes sind nicht gerade von Zärtlichkeit überladen. Nicht wenige Betroffene fühlen sich wie abgeschnitten von ihrem Körper, erleben diesen als hässlich und abstoßend – natürlich wird vermieden, in den Spiegel zu gucken. Und Partnern, die ihren Körper sexuell attraktiv finden, wird ein gewisser Hang zur Perversion unterstellt („Wie kann ich jemanden achten, der jemanden wie mich sexy findet?“).

1.3.4 Weitere wichtige Symptome

Eine wichtige Begleiterscheinung der gestörten Gefühlsregulation bei Borderline-Patientinnen sind die ausgeprägten *dissoziativen Phänomene.* Darunter versteht man vorübergehende Störungen unserer Wahrnehmung von Raum, Zeit und Körper. Man muss sich klarmachen, dass unser Gehirn sehr viel Energie darauf verwendet, uns das Gefühl zu vermitteln, dass die Zeit in einem ganz bestimmten Tempo abläuft, dass wir uns mit dem Raum um uns herum verbunden fühlen und dass wir unseren Körper „bewohnen“. In der Dissoziation sind genau diese sonst so selbstverständlichen Wahrnehmungen gestört. Unter hoher Anspannung oder manchmal auch ausgelöst durch konkrete Auslöser, entwickelt sich plötzlich ein tiefgreifendes Gefühl der „Unwirklichkeit“. Unser Bild von der Welt verändert sich. Die Farben verblassen, die Geräusche klingen wie von weit her und der Körper fühlt sich an, wie wenn man eine Spritze beim Zahnarzt bekommen hat. Mitunter stellt sich das Gefühl ein, den Körper zu „verlassen“, und sich von „außen“ etwas unbeteiligt zuzusehen. Alle Emotionen verflachen und verlieren ihre drängende Wucht – Dissoziationen haben also auch Vorteile. Aber es bleibt das Gefühl von Kontrollverlust. Da auch das Gedächtnis in diesen Zuständen nicht funktioniert, „fehlen“ den Betroffenen dann häufig lange Passagen, was natürlich stark verunsichert.

Wie oben schon kurz beschrieben, erleben Borderline-Betroffene nicht selten sogenannte *pseudo-psychotischen Phänomene.* Das heißt, sie sehen und hören Stimmen oder Menschen, oder „Geister“, die von ihnen selbst als absolut realistisch wahrgenommen werden, obgleich ihnen bewusst ist, dass dies eigentlich unmöglich ist, und nicht der Realität entsprechen kann. So erzählte eine Patientin beispielsweise, dass sie ihre Freundin angerufen hat, damit sie käme, um nachzusehen, ob ihre tote Mutter tatsächlich in der Badewanne säße. Sie wüsste, dass diese längst verstorben sei, aber sie sehe sie eben.

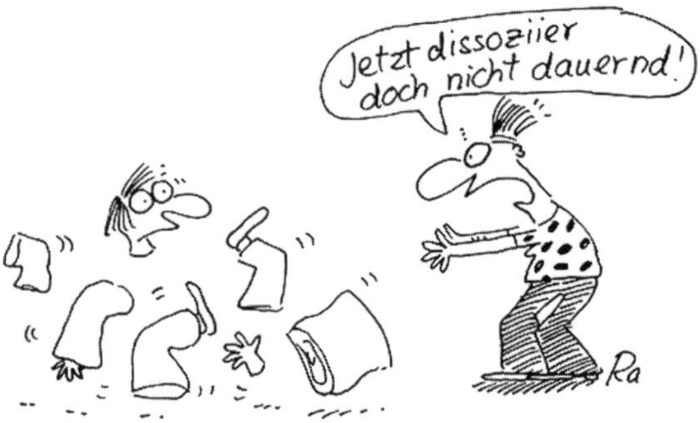

Wir wissen nicht, wie das Gehirn diese Illusionen produziert, aber wir wissen, dass die Betroffenen selten darüber sprechen, weil sie befürchten, für „verrückt“ erklärt zu werden oder damit bereits negative Erfahrungen innerhalb des Gesundheitssystems machen mussten. Es scheint sicher, dass diese Phänomene insbesondere unter Stress aktiviert werden, das heißt, sie bilden sich meist von alleine zurück. Auch das Lautwerden von Gedanken ist häufig. Leider sind diese Stimmen meist abwertend und unangenehm.

1.3.5 Problematische Verhaltensmuster

Viele Patientinnen mit Borderline-Störungen haben Methoden entwickelt, um ihre emotionale Empfindlichkeit herabzusetzen, oder um heftige unangenehme Gefühle oder auch dissoziative Zustände rasch zu beenden. Manche dieser Methoden sind äußerst hilfreich. So verbessern beispielsweise ausreichender Schlaf oder Sport und gesunde Ernährung die emotionale Empfindlichkeit deutlich. Andere Methoden sind zwar nur kurzfristig wirksam (sonst würden sie ja auch nicht eingesetzt), führen aber leider längerfristig zu einer Verschlechterung der Problematik. Am auffälligsten sind sicherlich *Schnittverletzungen:* Die meisten beginnen mit oberflächlichem Ritzen. Mit der Zeit werden die Schnitte tiefer und weiten sich auf den gesamten Körper aus, manchmal auch unter Einschluss der Geschlechtsorgane. Weit verbreitet ist „head-banging“, also das Schlagen des Kopfes gegen eine harte

Fläche, das Brennen mit Zigaretten oder Bügeleisen, Verbrühen und Verätzen oder das Zufügen von Stichwunden. Etwa ein Drittel der Betroffenen beginnen mit diesem Verhalten bereits im Grundschulalter. In den allermeisten Fällen werden diese Selbstverletzungen im schmerzlosen Zustand durchgeführt: Nach wenigen Minuten stellt sich dann ein tiefgreifendes Gefühl der Entspannung, Entlastung, Ruhe und Geborgenheit ein; Körperempfinden – und damit auch die Schmerzwahrnehmung normalisiert sich ca. 20 Minuten nach der Verletzung. Der wichtigste Grund für Selbstverletzungen ist der Wunsch, dadurch die innere Anspannung zu lösen. Weitere, aber deutlich weniger häufige Gründe sind Selbstbestrafung, Wiedererlangen von Kontrolle und der Wunsch, „den Körper wieder zu spüren". Manchmal aber führen Selbstverletzungen auch zur kurzfristigen „Euphorisierung", das heißt zu heftig guter Laune, zur Verbesserung der Konzentration und des Selbstwertes. Betroffene, die dies erleben, neigen dazu, sich sehr häufig, also mehrmals täglich zu schneiden. Man sollte auch nicht übersehen, dass es einige Internetforen gibt, in welchen unverblümt Selbstverletzungen zur Schau gestellt werden und damit geprahlt wird. Manche Betroffene berichten über regelrechte konkurrierende Auseinandersetzungen, wer die heftigsten oder fatalsten Selbstverletzungen zustande bringt. Das Ganze scheint eine gewisse Faszination auszuüben, und für manche ist es nicht einfach, sich davon wieder zu lösen.

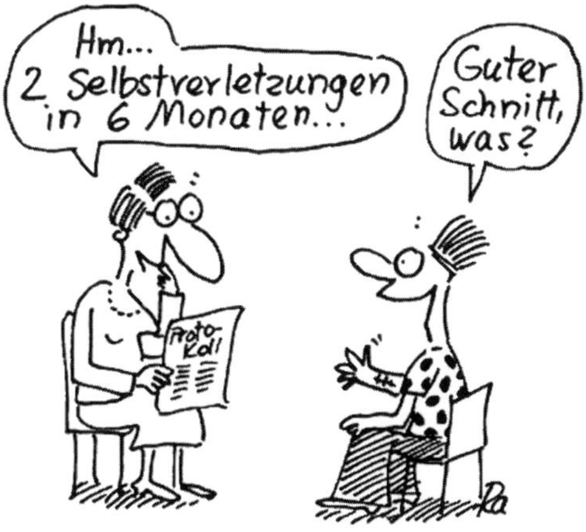

Gut zu wissen:

Von verunsicherten Eltern oder Lehrern bekommen wir häufig die Frage gestellt, ob denn jede Form von Selbstverletzung ein klarer Hinweis auf eine Borderline-Störung sei. Gerade, weil es in Jugendgruppen bisweilen „schick" ist, sich Narben im Sinne von Mutproben zuzufügen, sollte folgendes beachtet werden: Wenn sich ein Teenager einmal schneidet oder „ritzt", so ist dies nicht unbedingt als Alarmsignal zu werten. Entscheidend ist, ob diese Selbstverletzungen als „angenehm“ und entlastend wahrgenommen und wiederholt werden. Ein Jugendlicher, der sich mehrmals Selbstverletzungen zufügt, dabei nur geringfügige Schmerzen und deutliche Entlastung spürt, sollte auf alle Fälle einen Therapeuten aufsuchen – er hat mit ziemlicher Sicherheit Probleme mit seiner Emotionsregulation.

Ein weiteres auffälliges und oft sehr gefährliches Verhaltensmuster ist *Hochrisikoverhalten.* Darunter versteht man etwa das Balancieren auf Baukränen, Hochhausdächern oder Brückengeländern. Auch das Rasen auf der Autobahn oder das Sitzen auf Bahnschienen, bis die Vibrationen spürbar werden, usw. gehören dazu. Wir haben gelernt, dass viele dieses Hochrisikoverhalten einsetzen, um Ohnmachtsgefühle zu bewältigen – manche berichten auch, dass sie sich dabei „so richtig lebendig“ fühlen. Auch dies ist einfach zu erklären: Wenn man seinen Körper in eine objektiv sehr gefährliche Situation bringt, so schüttet unser Gehirn rasch sehr hohe Dosen an sogenannten neuronalen Botenstoffen aus: Adrenalin, Dopamin usw. bewirken dann ein Gefühl von Wachheit und Lebendigkeit und ein „Auf dem Punkt“-Sein – auch dies kann süchtig machen. Und es braucht nicht extra gesagt werden, dass diese Methode, sich lebendig zu fühlen, bisweilen tödlich endet.

Störungen des *Essverhaltens* wie Essanfälle (sogenanntes Binge-Eating), Brechanfälle (sogenannte bulimische Attacken) oder radikales Fasten (sogenanntes anorektisches Verhalten) können ebenfalls eingesetzt werden, um sich gegenüber den eigenen Gefühlen unempfindlicher zu machen. Manche berichten über ein gewisses Gefühl von Stolz, dass sie Scheinkontrolle über den eigenen Körper haben. In Wirklichkeit hat dann längst die Essstörung die Kontrolle übernommen.

Leider führen gerade Essstörungen zu starken Stimmungsschwankungen und auch zu Störungen im Denken. Nicht zu vernachlässigen sind auch die Folgen von *mangelnder Flüssigkeitszufuhr.* Manche Borderline-Patienten beschränken sich darauf, einen viertel Liter Flüssigkeit pro Tag zu trinken (normal wären etwa 2,5 Liter). Die Folgen sind Schlafstörungen, Verschlechterung der Dissoziation und Stimmenhören. Warum nicht getrunken wird? Nun, das Gefühl „neben sich zu stehen“ scheint manchmal angenehmer zu sein, als die unangenehmen Gefühle auszuhalten.

Alkohol- und Drogenmissbrauch, wahllose Sexualität ohne nachhaltigen Spaß, zwanghaftes Kaufverhalten, Zwangshandlungen wie etwa Duschrituale oder auch aggressive Durchbrüche sind als weitere problematische Verhaltensmuster zu nennen (siehe auch Abschnitt 1.4).

1.4 Häufige zusätzliche Störungen

Viele Patienten mit Borderline-Störungen entwickeln entweder zeitgleich oder im Laufe des Lebens andere psychische Störungen, die zum Teil den Verlauf der Borderline-Störung beeinflussen und einer spezifischen Behandlung bedürfen (das nennt man „Komorbidität", von co = gemeinsam, und morbus = Krankheit). Tabelle 1 listet die wichtigsten psychischen Probleme und Erkrankungen auf, mit denen Borderline-Patienten häufig zu kämpfen haben.

Tabelle 1: Häufig auftretende komorbide Störungen

Störung	Häufigkeit, auf das ganze Leben bezogen
Schlafstörungen (Alpträume)	75%
Posttraumatische Belastungsstörung	60%
Soziale Phobie	46%
Depressive Störungen	40%
Störungen der Aufmerksamkeit und Hyperaktivität	35%
Ess- und Brechanfälle	18%

Welches sind die häufigsten Begleiterkrankungen der Borderline-Störung?

Anhaltende *Schlafstörungen* gehören sicherlich zu den sehr belastenden Problemen. Die Ursachen sind sehr unterschiedlich: Angst davor, einzuschlafen; intensives Grübeln; Alpträume; starke innere Erregung, die das Einschlafen erschwert; Alkohol- oder Drogenkonsum; Folgen oder Nebenwirkungen von medikamentöser Behandlung; zu intensiver Sport vor dem Einschlafen usw. Es ist ratsam, zur Behandlung dieser Schlafstörungen einen Arzt aufzusuchen. Es gibt heute gut wirksame Medikamente, die nicht abhängig machen. Auf keinen Fall sollten Benzodiazepine (also Valium oder ähnliches) eingenommen werden. Hier besteht die Gefahr der Abhängigkeit. Diese verstärkt die ohnehin gestörte Emotionsregulation bei Borderline-Patienten erheblich!

Die *Posttraumatische Belastungsstörung (PTBS)* ist eine häufige und auch typische Folge von traumatischen Erfahrungen. Zwei von drei Borderline-Patienten leiden unter dieser Störung. Die Ursachen liegen meist in der Erfahrung von zwischenmenschlicher Gewalt, wie etwa sexuellem Missbrauch oder körperlicher Gewalt in Kindheit und Jugend. Die typischsten Merkmale einer PTBS sind sogenannte „Flashbacks“, d. h. das Wiedererleben von Szenen traumatisierender Ereignisse. Man weiß zwar, dass diese erlebten Szenen sich eigentlich in der Vergangenheit abgespielt haben, dennoch erlebt man diese Szenen emotional oder auch körperlich als real und völlig wirklich. Dabei kann es sich um Bilder handeln oder auch um Gerüche oder Geräusche, bis hin zu körperlichen Wahrnehmungen. Auch Schmerzen im Genitalbereich können so entstehen oder die Wahrnehmung, dass sich Gesichter von Bekannten plötzlich verändern. Weitere Merkmale der PTBS sind starke Alpträume, ein starker innerer Erregungszustand und die Vermeidung von Auslösern und Situationen, die an das Trauma erinnern. Gerade wenn die Traumatisierungen in der Kindheit und Jugend stattgefunden haben, verinnerlichen viele Patienten im Laufe der Zeit die Folgen dieser Erfahrungen: Sie fühlen sich schmutzig oder besudelt; sie haben das Gefühl Schuld zu tragen an den Dingen, die ihnen widerfahren sind; und sie schämen sich für sich selbst und ihre Eltern. Natürlich haben derartige Ideen schwerwiegende Auswirkungen auf den weiteren Lebensweg. Die gute Nachricht daher gleich an dieser Stelle: Es gibt sehr erfolgreiche therapeutische Programme, um die Folgen dieser traumatischen Erfahrungen zu mildern. Allerdings sollten unbedingt gut ausgebildete Spezialisten oder speziell ausgerichtete Behandlungseinheiten aufgesucht werden (vgl. Seite 37).

Der Begriff *„Soziale Phobie“* beschreibt die massive und peinigende Angst davor, in der Öffentlichkeit negativ aufzufallen, und von anderen schlecht bewertet zu werden. Folgerichtig werden sehr viele soziale Aktivitäten gemieden oder so lange wie möglich herausgeschoben. Etwa die Hälfte aller Borderline-Patienten leidet unter dieser Problematik. So berichtete zum Beispiel eine Patientin, dass sie es vermied, ihre Jeans in einem öffentlichen Waschsalon zu reinigen, weil sie befürchtete, sich lächerlich zu machen, wenn sie die Gebrauchsanweisung nicht verstünde. Für eine andere, sehr kluge und begabte Patientin war das Studium die „reine Hölle", weil sie sich immer krankschreiben lassen musste, wenn sie ein Referat hätte halten sollen. Wieder andere haben Schwierigkeiten, den Elternabend in der Schule ihrer Kinder zu besuchen und haben deswegen ein schrecklich schlechtes Gewissen. Viele haben Schwierigkeiten, mit anderen zu essen, öffentliche Toiletten zu besuchen, mit Unbekannten zu telefonieren – ja bisweilen verlassen die Betroffenen kaum mehr die eigene Wohnung. Auch hier die gute Nachricht: Mit etwas Arbeit kann man sehr gut lernen, mit sozialen Ängsten umzugehen. Und diese Anstrengung lohnt sich auf alle Fälle!

Die meisten Borderline-Patientinnen kennen starke Stimmungsschwankungen und kurze Phasen der Niedergeschlagenheit. Nicht selten kommt es aber auch zu schweren *depressiven Zuständen.* Ein anhaltendes Gefühl der Hoffnungslosigkeit und der Verlust des Antriebes. Was man unter „Antrieb" versteht, kann man erst begreifen, wenn er plötzlich geschwächt ist, oder ganz fehlt. Die Selbstverständlichkeit, sich morgens nach dem Aufstehen die Zähne zu putzen, beim Einkaufen rasch zwischen ähnlichen Waren zu entscheiden, mal kurz ein Telefonat zu führen – all diese alltäglichen Dinge erfordern Kraft. Und diese ziehen wir (meistens) ganz ohne Aufwand aus unserem Antrieb. Bei einer Depression verfällt dieser Antrieb. Eine Patientin beschreibt diesen Zustand folgendermaßen: „Das ist, wie wenn bei einem große Schiff der Motor ausgefallen ist, und nun ein kleiner Außenbord-Motor die ganze Last übernehmen muss". Neben dem fehlenden Antrieb ist ein weiteres Hauptmerkmal der Depression, dass wir jeden Hauch von Optimismus verlieren, alles ist schal und düster, man meint, dass man schlecht oder nutzlos ist, und manchmal hat man das Gefühl, bislang alle Menschen geblufft und betrogen zu haben. Es ist auch schwierig, klar zu denken oder sich Dinge zu merken. Manchmal ist das so schlimm, dass man kein Buch mehr lesen kann, oder unfähig ist, einen Film anzusehen – abgesehen davon, dass dies eh alles keinen Spaß mehr macht. Auch das Essen schmeckt nicht und an Sexualität mag man gar nicht denken. Vielen Borderline-Patientinnen kommt sicherlich einiges merkwürdig bekannt vor. Haben Borderline-Patientinnen nicht immer Depressionen? Nun – der entscheidende Unterschied zwischen den üblichen Problemen der Borderline-Patientinnen und einer Depression ist die Stetigkeit und Unverrückbarkeit der Merkmale: Borderline-Patientinnen erleben einzelne Merkmale der Depression über relativ kurze Zeiträume (ein bis zwei Tage), und dies auch häufig in Abhängigkeit von irgendwelchen Ereignissen. Die depressive Störung (Majore Depression) aber zeigt sich weitgehend unabhängig von akuten Auslösern und ist lange anhaltend (mindestens 14 Tage am Stück). Um die Diagnose zu sichern ist also wichtig, dass die sonst üblichen Stimmungsschwankungen aufgehoben sind. Die Depression breitet ihre bleierne Decke über alles. Die wichtige Nachricht: Auch Depressionen sind heute gut zu behandeln. In der Regel ist eine Kombination aus spezifischer Psychotherapie und medikamentöser Behandlung erfolgreich.

Störungen der Aufmerksamkeit und Hyperaktivität werden auch von erfahrenen Fachkräften bei Patienten mit Borderline-Störungen häufig übersehen. Unter Hyperaktivität versteht man nicht nur Schwierigkeiten, „still zu sitzen", sondern Stimmungseinbrüche unter Langeweile, körperliche Getriebenheit und das Suchen nach ständig neuem Nervenkitzel. Dabei ist es wichtig zu wissen, dass insbesondere Mädchen in der Kindheit nicht unbedingt aufgrund von Hyperaktivität auffallen. Vielmehr sind diese häufig verträumt, vergesslich und eher still – sie fallen eben *nicht* auf. Im späteren Leben aber zeigt sich dann ein hohes Maß an Konzentrationsschwierigkeiten, insbesondere bei Aufgaben, die wenig Reize bieten und eine gleichbleibende Aufmerksamkeit erfordern. Auf Druck von außen reagieren die Betroffenen instinktiv allergisch, die meisten verschieben alles auf den „letzten Drücker". Manchmal aber werden die Dinge, in die man sich vertieft, so brennend interessant, dass man die ganze Welt um sich herum vergisst – und natürlich mal wieder zu spät kommt ... Ein großes Problem ist auch die Langeweile, sie kann sich bis ins Unerträgliche steigern. Wenn dann auch noch eine ausgeprägte Vergesslichkeit vorliegt und Schwierigkeiten beim Erinnern und Einhalten von Terminen auftreten, sollte an diese Diagnose gedacht werden und eine unterstützende medikamentöse Behandlung in Erwägung gezogen werden.

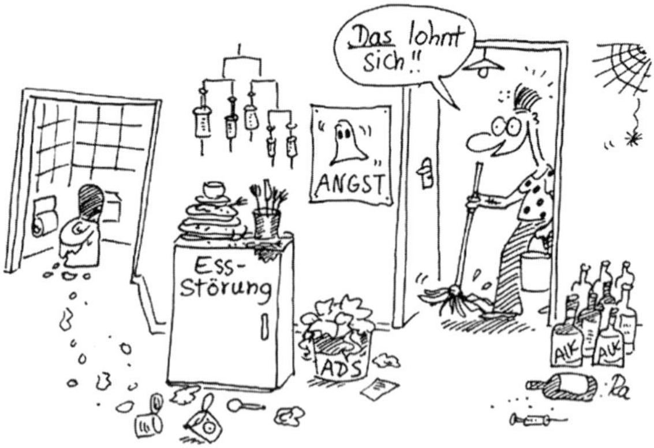

Ebenso wie diese geschilderten Störungen erfordern auch andere schwerwiegende psychische Störungen wie Essstörungen, Abhängigkeitserkrankungen oder schwere Zwangsstörungen häufig eine gezielte Behandlung. Um im Vorfeld die richtige Entscheidung treffen zu können bzw. die angemessenen Behandlungsschritte einzuleiten, sollten Betroffene einen Facharzt für Psychiatrie oder Nervenheilkunde oder einen psychologischen Psychotherapeuten aufsuchen.

2 Wie entstehen Borderline-Störungen?

Leider kann die Frage nach der Entstehung der Borderline-Störung nicht eindeutig beantwortet werden. Dies ist jedoch bei allen psychischen Störungen so, und übrigens auch bei den meisten sogenannten rein medizinischen Erkrankungen – allerdings hat die Forschung in den letzten Jahren doch neues Licht in die Entstehung und Aufrechterhaltung der Borderline-Störung gebracht. Die meisten Wissenschaftler gehen heute davon aus, dass bei der Entstehung biologische, psychische und soziale Anteile zusammenwirken: Man spricht von einem „biopsychosozialen Modell". Wenn man über Biologie spricht, so ist es wichtig zu wissen, dass es kein „Borderline-Gen" gibt. Damit ist diese Störung im strengen Sinn auch nicht vererblich. Die derzeitige Forschung lässt jedoch vermuten, dass gewisse Eigenschaften von Persönlichkeiten erblich sind: im Falle der Borderline-Störung eben hohe Sensitivität und emotionale Empfindlichkeit. Bisweilen kommen Störungen der Aufmerksamkeit und Hyperaktivität hinzu.

Das biopsychosoziale Modell

Das Zusammenwirken von biologischen und psychosozialen Belastungen orientiert sich an einer einfachen Regel: Bei Menschen mit einem hohen biologischen Risiko reichen schon geringe psychosoziale Belastungen aus, um eine psychische Störung zu entwickeln. Bei Menschen mit geringem biologischen Risiko sind hohe psychosoziale Belastungen erforderlich, um eine psychische Störung zu entwickeln. So können etwa Menschen auch ohne traumatische Erfahrung eine Borderline-Störung entwickeln, wenn sie aus biologischen Gründen eine starke Verwundbarkeit mit sich tragen. Andererseits kann natürlich etwa eine anhaltende sexuelle Traumatisierung oder schwere Gewalterfahrung in der Kindheit und Jugend die Betroffenen so schädigen, dass auch ohne biologische Verwundbarkeit das Vollbild einer Borderline-Störung entsteht.

Zur Bedeutung von Missbrauch in der Entstehungsgeschichte

Wir wissen, dass etwa 70 % der Borderline-Patienten von sexuellem Missbrauch, körperlicher Gewalt oder emotionaler Vernachlässigung berichten. Wir nehmen auch mit einiger Sicherheit an, dass diese Erfahrungen eine wichtige Rolle bei der Entwicklung der Borderline-Störung spielen. Trotzdem muss in aller Deutlichkeit gesagt werden, dass es viele Patientinnen mit Borderline-Störungen gibt, die über keine derartigen Erfahrungen verfügen, und dass wir schlicht und einfach nicht wissen, wo diese Störung ihren Ursprung nimmt. Das mag selbstverständlich klingen, aber unsere klinische Erfahrung zeigt, dass viele Patientinnen (und auch Therapeuten) ein hohes Bedürfnis verspüren, die Ursachen ihrer Störung zu verstehen. Es wirkt manchmal entlastend, wenn wir eine Erklärung für die Entstehung einer Störung finden, auch wenn diese Erklärung, wie etwa im Falle von sexuellem Missbrauch, ziemlich schrecklich ist. Gerade diese Entlastung durch eine plausible Erklärung birgt jedoch auch eine Gefahr: Man kann sich auch unbewusst Erinnerungen konstruieren. Die Forschung hat gezeigt, dass unser Gedächtnis nicht sehr zuverlässig ist, und dass wir uns sehr viele Erinnerungen „basteln" können, an die wir dann fest glauben. Man sollte also vorsichtig sein, wenn lediglich unklare Vermutungen und Erinnerungen vorliegen, oder wenn ein Therapeut anmerkt, „da könnte doch ein Missbrauch vorgelegen haben …". Wie immer im Leben geht es um Balancen: Selbstverständlich liegt manchmal schwerwiegender sexueller Missbrauch vor – dieser muss dann auch entsprechend therapeutisch behandelt werden! Andererseits können natürlich auch unbegründete Vorwürfe in den betroffenen Familien erheblichen Schaden anrichten. Und gerade weil der Umgang mit Borderline-Jugendlichen für sorgende Eltern oft extrem belastend ist, sollte man sich vor Vorurteilen und all zu raschen Schuldzuweisungen hüten. Auch Angehörige von Borderline-Patienten benötigen dringend Unterstützung, und die Zusammenarbeit ist für den Verlauf der Behandlungen manchmal sehr wertvoll.

Was wissen wir über Familien von Borderline-Patienten?

Zugegeben, diese Frage ist noch schwieriger zu beantworten, als die Fragen zur genetischen oder biologischen Belastung. Die meisten Informationen stammen von Betroffenen. Wissenschaftlich gut gesicherte „objektive Beobachtungen" gibt es bisher keine. Die meisten Betroffenen berichten, dass es oft starke Unstimmigkeiten gibt zwischen den Bedürfnissen der Kinder nach sehr intensiver Wahrnehmung und intensiver Bestätigung durch die Eltern einerseits, und den Fähigkeiten der Eltern oder deren Bereitschaft, dies auch zu gewähren auf der anderen Seite.

Diese Verhaltensmuster nennt man in der Fachsprache „Invalidierung". Dies ist der Gegensatz von Validierung, was so viel wie „Wertschätzung" heißt. Die betroffenen Kinder sehen sich also in ihrer emotionalen Empfindlichkeit nicht angenommen und nicht wertgeschätzt. Dies kann, wie immer, in einer übermäßigen Empfindsamkeit und Erwartung der Kinder- oder in der mangelnden Fähigkeit der Eltern oder in beidem begründet sein. Jedenfalls berichten die Betroffenen häufig, dass sie sich von ihren Eltern nicht „als Personen angenommen" fühlten, und viele Eltern berichten, dass sie schlicht nicht wahrgenommen oder verstanden haben, in welcher Lage sich ihre Kinder tatsächlich befanden. Eine Folge dieses sogenannten „invalidierenden Umfeldes" jedoch ist das durchdringende Gefühl „nicht gemocht zu werden, nicht gesehen zu werden, nicht so wertvoll zu sein, wie eventuell andere Geschwister", – auf die man dann natürlich entsprechend eifersüchtig wird. Gerade bei energiegeladenen Menschen, wie es Borderline-Patienten nun mal sind, führt die Enttäuschung häufig zu heftigen Wutausbrüchen, zu verängstigten Eltern, zur Auflösung von Strukturen und Regeln, mit den entsprechenden Folgen für das gesamte Familienklima. Die heranwachsende Person lernt in Folge nicht, ihre Gefühle richtig zu benennen und mitzuteilen. Es bleibt schwierig, Gefühle zu regulieren, Probleme, die zu den schmerzlichen Gefühlen führen, zu lösen und Vertrauen in die eigene emotionale und gedankliche Wahrnehmung zu entwickeln.

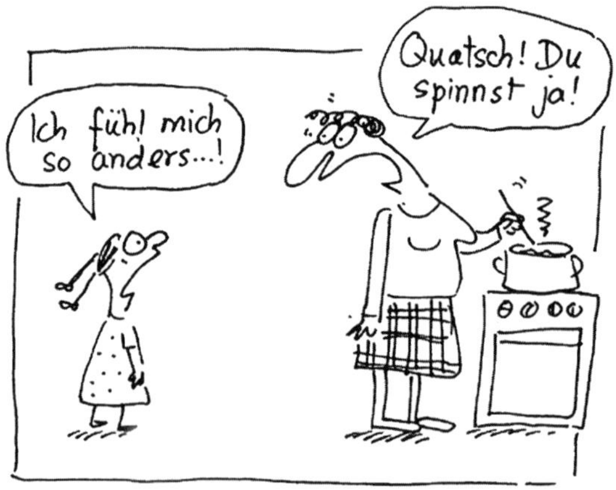

Welche weiteren sozialen Probleme gibt es noch?

Neben der Familie haben auch Gleichaltrige (sogenannte „Peergroups") eine wichtige Bedeutung in unserer Entwicklung. Eine gute Einbindung in eine stabile Freundesgruppe kann schwierige familiäre Erfahrungen durchaus ausgleichen. Andererseits kann aber auch ein sehr behütetes

Kind in seiner Klasse als Außenseiter behandelt werden und erheblich darunter leiden. Gerade sehr sensible und unsichere Kinder, die in hohem Maße von der Bestätigung durch andere abhängig sind, verhalten sich oft ungewollt so, dass sie zum Außenseiter werden. Außenseiter aber fühlen sich „andersartig“ und nicht gemocht. Sie entwickeln die Wahrnehmung, dass „irgendetwas mit ihnen nicht stimmt“ und isolieren sich dann zunehmend.

Eine weitere wichtige Rolle für die Entstehung und Aufrechterhaltung der Borderline-Störung spielen aber auch die jeweiligen Verhaltensmuster, die von den Patienten eingesetzt werden, um die akuten emotionalen Krisen zu bewältigen. Manchmal wird eine kurzfristige Lösung zum langfristigen Problem: Wenn sich Patienten daran gewöhnen, starke unangenehme Emotionen mit Alkohol oder Drogen (auch Marihuana) zu betäuben, so ist dies zwar auf den ersten Blick nachvollziehbar, auf längere Sicht aber fordern Alkohol und Drogen ihren Tribut, indem sie die Störungen der Emotionsregulation verstärken. Das gleiche gilt nicht nur für Essstörungen oder Selbstverletzungen, sondern auch für den sozialen Bereich. Wutausbrüche, Drohungen mit Suizid, beleidigtes Verhalten oder auch nur die oft zur Schau getragene unfreundliche Mimik führen zur sozialen Isolierung – und das ist genau das, wovor sich Borderline-Betroffene am meisten fürchten. Viele unserer Patienten im etwas „fortgeschrittenen“ Alter haben ihren Freundes- und Bekanntenkreis weitgehend reduziert und beschränken sich auf Hausärzte, Therapeuten, Sozialarbeiter und andere Borderline-Patienten – eine wirklich anstrengende Umgebung!

Die Abbildung 2 skizziert das „biopsychosoziale Entstehungsmodell“ der Borderline-Persönlichkeitsstörung: Genetische Belastung oder andere neurobiologische Probleme führen zu einer starken emotionalen Empfindlichkeit und Verwundbarkeit. In der Wechselwirkung mit frühen traumatischen Erfahrungen oder Schwierigkeiten in der Familie, entsprechend gewürdigt zu werden, führt dies zu einer ausgeprägten Störung der Gefühlsregulation. Diese verstärkt sich durch kurzfristig hilfreiche, aber langfristig schädliche Verhaltensmuster.

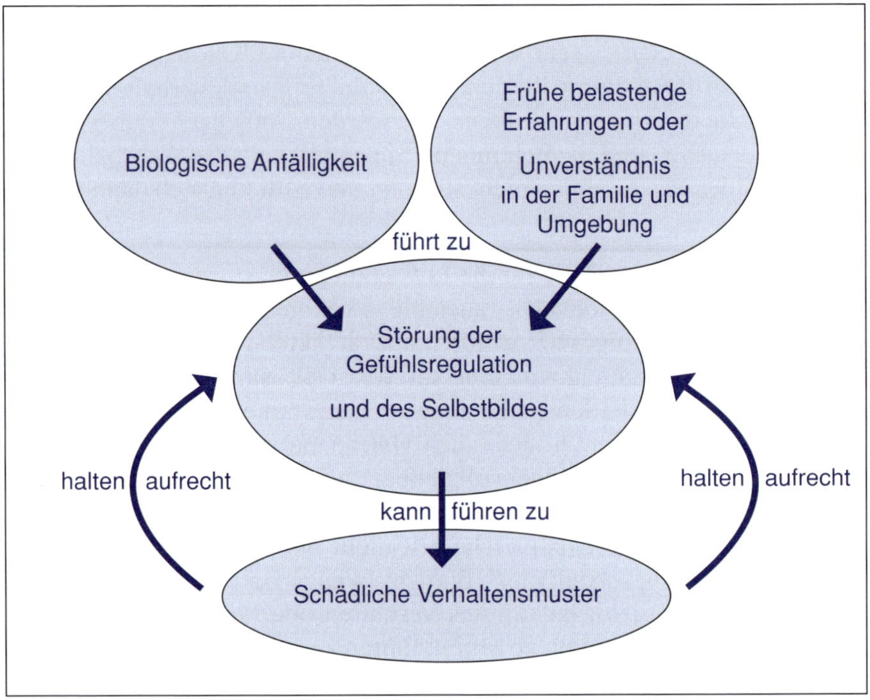

Abbildung 2: Biopsychosoziales Modell

3 Welche Möglichkeiten gibt es, die Borderline-Störung erfolgreich zu behandeln?

3.1 Grundsätzliches

Die allermeisten Betroffenen, die unter einer Borderline-Störung leiden, brauchen psychotherapeutische Behandlung. Bisweilen ist zusätzlich eine medikamentöse Behandlung hilfreich oder auch eine professionelle Unterstützung im sozialen Bereich. Je früher und je gezielter diese Behandlungen in die Wege geleitet werden, desto günstiger wird sich dies auf den weiteren Verlauf auswirken. Es ist jedoch nicht immer einfach, die richtige und passende Behandlungsform zu finden. Meistens ist dies sogar ausgesprochen schwierig.

Verschiedene Bedingungen erfordern unterschiedliche Maßnahmen: Das heißt, die Behandlung sollte sich daran orientieren, welche zentralen Probleme im Augenblick im Vordergrund stehen. Da gibt es etwa die 19-jährige Borderline-Patientin, die mit ihrem Elternhaus gebrochen und ihre Ausbildung zur Krankenschwester abgebrochen hat und auf der Straße lebt. Sie konsumiert Drogen und finanziert diese mit gelegentlicher Prostitution. Sie braucht eine andere Form der Unterstützung als etwa eine 30-jährige verheiratete Erzieherin, die sich durch die Auseinandersetzung mit verhaltensauffälligen Kindern und deren Eltern an ihre eigene Vergangenheit erinnert fühlt, sich überengagiert, Schlafstörungen und Alpträume entwickelt und nun Gefahr läuft, eine Medikamentenabhängigkeit zu entwickeln.

Grundsätzlich ist es wichtig, dass die Betroffenen selbst die Planung der Behandlung so verantwortlich wie möglich gestalten. Dies ist nicht immer möglich, gerade unter Krisenbedingungen ergreift man oft den nahen Strohhalm, und begibt sich in die nächstbeste psychiatrisch/psychotherapeutische Behandlung. Dennoch: Spätestens nach Abflauen der akuten Krise sollten einige grundlegenden Fragen unbedingt geklärt werden:

1. Leide ich unter heftigen Emotionen und Selbstzweifeln und verhalte ich mich so, dass ich rasch in lebensbedrohliche Krisen gerate?
2. Gibt es äußere Umstände (Familie, Partner, Finanzen, Ausbildung, Beruf), die mich stark belasten und emotional verwundbar machen?

3. Benötige ich Unterstützung in der Bewältigung meines Alltags (Beruf, Wohnung, Kindererziehung, Finanzen)?
4. Neige ich dazu, Therapien oder Unterstützungsangebote immer wieder abzubrechen?
5. Bekomme ich die wichtigsten Abläufe des Alltags geregelt, fühle mich aber permanent davon überfordert bzw. an der Grenze dazu?
6. Benötige ich jemanden, der mir bei der Klärung von wichtigen Entscheidungen oder in der Aufarbeitung meiner belastenden Vergangenheit oder bei Problemen mit meinem Partner hilft?

Je nachdem, wie Ihre Antworten ausfallen, sollten Sie sich um die entsprechenden Behandlungsangebote kümmern: Mit entsprechender Häufigkeit, Dauer und Kompetenz.

Die Voraussetzung für jede vernünftige Behandlung ist eine fundierte Diagnose. Wenn Sie Ihren Verdacht auf eine Borderline-Störung abklären lassen wollen, so können Sie jederzeit einen Termin bei einem Psychiater, einem Psychologischen Psychotherapeuten oder an einer psychiatrisch/psychotherapeutischen Ambulanz vereinbaren. Es gibt sehr verlässliche standardisierte Interviews, die etwa 60 Minuten dauern. Ein erfahrener Kliniker kann die Diagnose auch aufgrund eines gründlichen Gespräches stellen. Sie sollten als Betroffene darauf bestehen, die diagnostischen Kriterien und die Begründung zu erfahren, auf die der Arzt oder Psychologe sein Urteil stützt. Manche unserer Kollegen können sich zu dieser Einstellung noch nicht durchringen – suchen Sie sich in einem solchen Fall einen anderen Therapeuten. Das gleiche gilt, wenn Sie sich nicht verstanden fühlen oder mit der Diagnose nicht einverstanden sind. Teilen Sie dies ruhig mit und suchen Sie eine zweite Meinung. Sie haben ein Recht darauf: Was würden Sie tun, wenn Sie unter einer Fehlstellung des Kniegelenkes leiden würden? – Eben. Verhalten Sie sich genauso. Wenn Ihr Arzt/Psychotherapeut nichts von Borderline-Patienten versteht, ermutigen Sie ihn, Sie zu einem Spezialisten zu überweisen.

Es sollte hier aber auch darauf hingewiesen werden, dass es manchmal sehr schwierig ist, einen Psychotherapeuten zu finden, der sich mit Borderline-Patienten gut auskennt. Dies ist insbesondere in den ländlichen Gebieten der Fall. Manchmal muss man also Geduld haben oder Kompromisse eingehen. Manchmal ist es auch sinnvoll, längere Anreisewege in Kauf zu nehmen. Man kann dann versuchen, bei den Krankenkassen eine Erstattung der Fahrkosten zu beantragen.

3.2 Therapiemethoden

In den letzten Jahren wurden für die Behandlung der Borderline-Störung einige Methoden- oder Behandlungsprogramme entwickelt, deren Wirksamkeit auch wissenschaftlich nachgewiesen werden konnte. Die wichtigsten sind:

- Dialektisch Behaviorale Therapie (DBT) nach Marsha Linehan.
- MentalisierungsbasierteTherapie (MBT) nach Anthony Bateman und Peter Fonagy.
- Schematherapie oder Schemafokussierte Therapie (SFT) nach Jeffrey Young.

Die derzeit am besten untersuchte und auch in Deutschland am weitesten verbreitete Methode ist die *Dialektisch Behaviorale Therapie* (DBT). Diese Therapie wurde von Marsha Linehan in Seattle (USA) spezifisch zur Behandlung der Borderline-Störung entwickelt und von Martin Bohus in Deutschland eingeführt.

Es gibt heute (2011) neun große Studien, in denen die DBT gegen andere Verfahren getestet wurde, und fünf weitere Studien. Auch für die stationäre und tagesklinische Behandlung der DBT gibt es mittlerweile wissenschaftliche Nachweise der Wirksamkeit (unter tagesklinischer Behandlung versteht man Psychotherapie in stationären Einrichtungen, bei welchen die Patienten allerdings die Nächte und die Wochenenden zu Hause verbringen). Auch für die Behandlung von jugendlichen Borderline-Patienten sowie für drogen- und alkoholabhängige Borderline-Patienten und Patienten mit Posttraumatischer Belastungsstörung nach sexuellem Missbrauch gibt es mittlerweile gute wissenschaftliche Nachweise, dass diese Behandlungen wirksam sind. Aus diesem Grunde, und weil wir schlicht der Meinung sind, dass die DBT derzeit das wirkungsvollste Therapieverfahren für Menschen mit Borderline-Störungen ist, wird die DBT weiter unten ausführlicher und genauer erläutert.

Doch zunächst sollen, der Vollständigkeit halber, die beiden anderen wirkungsvollen Therapieverfahren vorgestellt werden. Übrigens: Fragen Sie Ihren Therapeuten, nach welcher Methode er arbeitet! Falls er keine spezifische Ausbildung hat, fragen Sie ihn, wie viel Erfahrung er mit Borderline-Patienten hat und bei wem er sich gegebenenfalls Beratung (Supervision) sucht.

Die sogenannte *Schematherapie* oder schemafokussierte Therapie wurde von Jeffrey Young zusammen mit zwei Kollegen (Janet S. Klosko und Marjorie E. Weishaar) entwickelt und hat sich in den letzten Jahren auch in Deutschland ausgebreitet. Wie viele andere sogenannte tiefenpsychologische Therapien geht die Schematherapie davon aus, dass frühe Beziehungserfahrungen sich in Form von sogenannten „Schemata", das heißt fest verknüpften Denk-, Erlebens- und Verhaltensmustern, festsetzen. Diese Schemata befinden sich auf einer tiefen, dem Bewusstsein schwer zugänglichen Ebene des Denkens und beeinflussen unsere Bewertungsprozesse und unsere Handlungen. So nimmt man etwa an, dass Borderline-Patienten zwischen Extremen schwanken und sich wechselnd wie ein verletztes Kind oder wie ein aggressiver Peiniger fühlen und sich dann eben auch entsprechend verhalten. Ziel der Schematherapie ist, dass der Patient das Schema eines „gesunden Erwachsenen" entwickelt bzw. ausbaut. Dadurch sollen die emotionale Stabilität und das zielgerichtete Verhalten verbessert werden. Konkret hilft die Schematherapie dem Patienten ungünstige, das heißt nicht ganz stimmige Schemata zu erkennen, ihnen einen Namen zu geben und sie zu verändern. Der Einzeltherapeut nimmt eine sehr wohlwollende, fast mütterliche Haltung ein, in der Hoffnung, dass dadurch ungünstige frühere Erfahrungen korrigiert werden und eine vertrauensvolle Zuversicht in die Verlässlichkeit von zwischenmenschlicher Bindung entwickelt werden kann. Die Therapie verläuft in drei Phasen: (1) Aufbau der therapeutischen Beziehung, (2) Erkennen und Verändern von wichtige Schemata und (3) Entwicklung von Selbstständigkeit. Die Veränderung von Schemata geschieht mithilfe von speziellen Techniken, wie Arbeit mit inneren Bildern, Arbeit mit inneren Dialogen und Schreiben von Briefen an sich selbst. Ähnlich wie in anderen Therapieansätzen geben Therapeuten eine Telefonnummer für Krisensituationen, es gibt Telefonsitzungen oder E-Mailkontakte auch außerhalb der Sitzungen.

Auf wissenschaftlicher Ebene konnte bislang lediglich nachgewiesen werden, dass die Schematherapie einer von Otto F. Kernberg entwickelten psychodynamischen Therapie, der sogenannten Übertragungsfokussierten Psychotherapie (TFP) überlegen ist (für die TFP liegen allerdings noch keine Wirknachweise vor). Als vollstationäres Behandlungsprogramm hat sich die Schematherapie nicht als wirksam erwiesen.

Die *Mentalisierungsbasierte Therapie* (MBT) nach Anthony Bateman und Peter Fonagy geht davon aus, dass Borderline-Patienten Schwierigkeiten haben, sich in die Emotionen, Pläne und Absichten von anderen einzufühlen. Diese Fähigkeit nennt man „Mentalisierung". Die MBT nimmt daher an, dass

Borderline-Patienten oft die Bedürfnisse anderer nicht richtig deuten und sich daher häufig nicht „stimmig“ verhalten. Diese Missverständnisse wiederum führen zu lang anhaltenden Problemen im zwischenmenschlichen Bereich. Die MBT zielt auf eine Verbesserung der Mentalisierungsfähigkeit ab, da man annimmt, dass dadurch nicht nur die Beziehungen besser werden, sondern auch die Steuerung von Emotionen und die Impulskontrolle. In der oft in Gruppen durchgeführten Behandlung mit MBT wird das innere Erleben des Patienten im Hier und Jetzt sowie seine Wahrnehmung des Erlebens anderer in den Mittelpunkt gestellt. Wenn Gefühle auftauchen, so werden diese unmittelbar auf ihre Entstehung hin untersucht und so besser verstanden.

Auf wissenschaftlicher Ebene konnte bislang (2012) in zwei Studien eine Wirksamkeit nachgewiesen werden.

3.3 Behandlungsbedingungen

Merke:

In Deutschland unterscheidet man folgende Behandlungsbedingungen (sogenannte Settings):

1. Ambulante Behandlung.
2. Stationäre Krisenintervention.
3. Stationäre Spezialbehandlung.
4. Teilstationäre Spezialbehandlung.
5. Stationäre Betreuung in Wohngruppen.

Für die meisten Betroffenen ist sicherlich eine *ambulante Therapie* die geeignete Behandlung. Diese Form der Therapie ist meistens angezeigt, wenn die Diagnose einer Borderline-Störung gestellt ist.

Gut zu wissen:

Der Therapeut sollte im optimalen Fall

a) über eine Ausbildung in einem störungsspezifischen Verfahren (also DBT, MBT oder Schematherapie) zur Behandlung der Borderline-Störung verfügen. – Fragen Sie danach!
b) eine Kassenzulassung haben, und die Therapie vollständig mit der Kasse abrechen können.

c) einen gesicherten Zeitrahmen für die Therapie (ein bis zwei Termine pro Woche über ein bis zwei Jahre) zur Verfügung stellen können.
d) mit Ihnen einen Maßnahmenkatalog zur Krisenbewältigung vereinbaren. Viele Therapeuten kooperieren mit Kliniken, die kurzfristig Betten in schweren Krisensituationen zur Verfügung stellen.
e) mit Ihnen klare Regeln und Absprachen bezüglich Krisenintervention, Kontaktaufnahme, Ausfallhonorare etc. vereinbaren.
f) zu Beginn der Behandlung die Therapieziele besprechen.
g) mit Ihnen einen Plan vereinbaren, wie Sie diese Therapieziele erreichen können.
h) Aufklärungsmaterial zur Borderline-Störung zur Verfügung stellen.
i) Ihnen sympathisch sein.

Falls ein oder mehrere Punkte nicht erfüllt sind, sprechen Sie dies an! Psychotherapeuten sind keine Magier, sie können Erwartungen nicht ahnen, und im Gegensatz zur landläufigen Meinung sind sie auch nicht wesentlich einfühlsamer oder empathischer als andere Menschen. Sie müssen daher – wie immer im Leben – Ihre Wünsche und Bedürfnisse gegenüber Therapeuten äußern, auch auf die Gefahr hin, dass diese Wünsche nicht erfüllt werden.

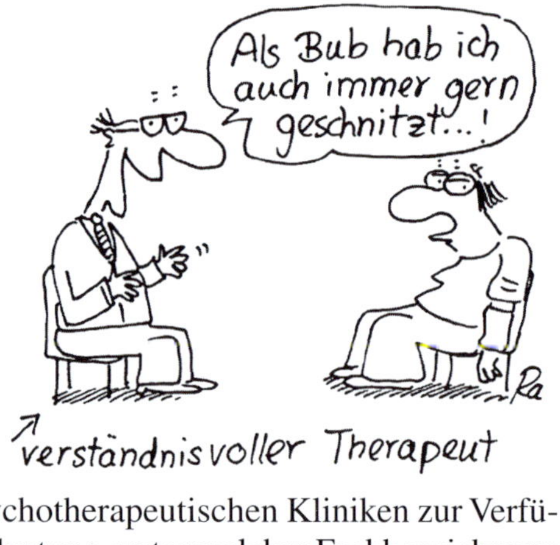

Ergänzend zur ambulanten Behandlung stehen in Deutschland *stationäre und tageklinische Behandlungsangebote* in psychiatrischen/psychosomatischen und psychotherapeutischen Kliniken zur Verfügung. Dabei ist es weniger von Bedeutung, unter welcher Fachbezeichnung diese Klinken firmieren, sondern, ob sie *ein störungsspezifisches Behandlungsangebot* vorweisen. Fragen Sie nach Flyern, in welchen die Therapie beschrieben ist. Fragen Sie, ob es Spezialstationen gibt und nach welcher Behandlungsmethodik gearbeitet wird. Leider sind die Wartelisten der guten Kliniken lang. Hier hilft es, Kontakt zu halten, immer mal wieder anzurufen – manchmal ergeben sich kurzfristig Behandlungsmöglichkeiten.

Man sollte Angebote zur *Krisenintervention* klar unterscheiden von sogenannten *Intensivprogrammen.* Kriseninterventionen sollten in aller Regel zeitlich befristet und damit auf maximal 14 Tage beschränkt werden (siehe S. 96). Im Zentrum der Krisenintervention stehen die Klärung der Ursachen der gegenwärtigen Krise und deren Beseitigung in Form von aktiver Problemlösung. Sie sollten also möglichst rasch wieder soweit kommen, dass Sie ihre ambulante Therapie fortsetzen können oder eine neue Therapie beginnen können. Auf keinen Fall sollte die Krisenintervention „Ersatz" für ambulante Therapie sein! Seien Sie sich dessen bewusst und erwarten Sie keine langfristigen Veränderungen durch Kriseninterventionen. Der sicherste Weg in den Sumpf der psychiatrischen Dauerversorgung führt über wiederholte stationäre Aufnahmen! Sprechen Sie bitte die stationäre Krisenintervention unbedingt mit Ihrem Therapeuten ab. Für viele Borderline-Patienten stellt eine stationäre Aufnahme – unter welchen Bedingungen auch immer – ein durchaus verlockendes und ansprechendes Angebot dar. Nicht selten ist sogar der Aufenthalt auf einer geschlossenen Station angenehmer, als die Konflikte am Arbeitsplatz oder zu Hause durchzustehen. Seien Sie sich dessen bewusst und wägen Sie die Vor- und Nachteile jeden stationären Aufenthaltes zusammen mit Ihrem Therapeuten genau ab. Viele Krisen bei Borderline-Patienten sind mit einer gestörten emotionalen Verarbeitung zu erklären und lassen sich innerhalb von Stunden oder wenigen Tagen auf ein Niveau beruhigen, so dass andere Fertigkeiten, die keiner stationären Hilfe bedürfen, aktiviert werden können.

Anders verhält es sich mit *stationären oder teilstationären (tagesklinischen) Intensivprogrammen.* Diese gibt es bislang nur für die DBT (siehe S. 99). Diese DBT-Intensivprogramme umfassen einen abgestimmten Zeitrahmen von ca. 12 Wochen und werden in aller Regel von einem störungsspezifisch ausgebildeten Team auf einer Spezialstation durchgeführt. Die Aufnahme erfolgt nach Diagnosestellung und Vorgesprächen und setzt eine gewisse Motivation und Zielsetzung bei den Betroffenen voraus. Mittlerweile gibt es in Deutschland ca. 30 derartiger stationärer Intensiv-Behandlungsstationen, die im Dachverband DBT organisiert sind und sich einer internen Qualitätskontrolle unterziehen. Die Adressen diese Stationen findet man auf der Website des Dachverbandes (www.dachverband-dbt.de). Der wissenschaftliche Nachweis der Wirksamkeit ist gut: Es gibt eine kontrollierte Studie und mehrere unkontrollierte Studien, die alle zeigen, dass etwa 60 % der Behandelten sehr gut und auch dauerhaft von der dreimonatigen DBT-Therapie profitieren.

Ein weiterer Baustein im Netzwerk der Behandlungsmöglichkeiten für Borderline-Störungen sind die so genannten *komplementären Einrichtungen.* Hierzu zählen betreute Wohngruppen, betreutes Einzelwohnen, Übergangseinrichtungen oder Berufsfindungswerke. Diese Maßnahmen sind oft sehr sinnvoll und hilfreich, sollten aber eng mit dem behandelnden Einzeltherapeuten abgesprochen werden. Bei diesen Maßnahmen helfen die sogenannten sozialpsychiatrischen Dienste. Falls man sich diese Angebote aussuchen kann, so sollte man auch hier Einrichtungen bevorzugen, die störungsspezifische Erfahrung mit Borderline-Patienten haben und gegebenenfalls störungsspezifische Gruppen anbieten.

Eine hilfreiche Ergänzung zu diesen beschriebenen Behandlungsangeboten sind die sogenannten *Betroffenen-Beratungen und Selbsthilfegruppen.* Betroffenen-Beratungen werden von ehemaligen Borderline-Patienten angeboten, die meist sehr viel Erfahrung mit verschiedensten Behandlungsangeboten in Deutschland haben und für viele, gerade jüngere Betroffene sehr authentisch und damit vertrauenswürdig erlebt werden (Adressen vgl. Seite 114). *Selbsthilfegruppen* haben in der Versorgungslandschaft einen hohen Stellenwert. Sie können die stationäre Therapie ergänzen, die ambulante Psychotherapie begleiten, aber auch Einstieg oder Ausklang auf dem therapeutischen Weg kennzeichnen. Die meisten erfolgreichen Selbsthilfegruppen geben sich Leitlinien und eine gute Struktur mit klaren Regeln. Die „Bezugsgruppe" im stationären Rahmen der DBT kann als Vorbild gesehen werden. Es ist sicherlich günstig, wenn Selbsthilfegruppen mit Experten zusammenarbeiten und in einem Behandlungsnetzwerk organisiert sind. Ein schönes Beispiel für eine Selbsthilfeorganisation ist *„Grenzposten",* eine regelmäßig erscheinende Zeitschrift von Borderline-Patienten für Borderline-Patienten, die sich mit allen Facetten der Störung, ihren Chancen und Problemen und ihren Behandlungsmöglichkeiten auseinandersetzt.

Und schließlich sei noch auf *Kommunikationsplattformen* im Internet verwiesen. Auch diese können sehr hilfreich sein, wenn sie verantwortungsvoll geleitet und koordiniert werden. Die Plattform „Borderline-Netzwerk" stellt hier ein hervorragendes Beispiel dar. Es sei jedoch eindringlich vor sogenannten „wilden" Websites gewarnt. Suizidale Kommunikation, Anleitungen zu Selbstverletzung und Selbstmord, Details über Missbrauch und Todesfantasien sind hier häufig gemischt mit einer überzogenen Selbstdarstellung zu *Helden des Untergangs* – nur sehr wenige Patienten ziehen hieraus ernsthaften Nutzen.

3.4 Medikamentöse Behandlung

Es gibt derzeit kein wirksames oder speziell zugelassenes Medikament zur Behandlung der Borderline-Störung. Vielmehr erscheint es sinnvoll, gezielt einige spezifische Merkmale der Borderline-Störung zu behandeln.

Merke: Vorsicht vor zu vielen Medikamenten!

Immer muss mit Nebenwirkungen und Wechselwirkungen zwischen verschiedenen Medikamenten gerechnet werden. Viele Ärzte befürchten eine Verschlechterung der Symptomatik im Falle des Absetzens von unwirksamen Medikamenten. So belassen sie die einmal angeordneten Medikamente und verordnen neue. Im Schnitt nehmen Borderline-Patienten, die zu uns in stationäre Behandlung überwiesen werden, etwa fünf verschiedene Medikamente ein, die ohne weitere Folgen abgesetzt werden könnten. Ermuntern Sie also Ihren Arzt, wirkungslose Medikamente wieder abzusetzen – Sie werden weniger Nebenwirkungen verspüren. Und – seien Sie offen zu Ihrem Arzt. Sprechen Sie über Nebenwirkungen und hilfreiche Wirkungen und halten Sie sich an die vereinbarten Dosierungen. Der Arzt sollte Ihr beratender Fachmann sein. Die Verantwortung, ihn entsprechend zu informieren und die Ratschläge umzusetzen, liegt bei Ihnen.

Tabelle 2 gibt einen kleinen Überblick über mögliche Medikamente.

Tabelle 2: Übersicht über mögliche Medikamente

Symptomatik	Substanzen
Depression	Antidepressiva
Affektlabilität	Neuroleptika, Stimmungsstabilisatoren
Impulsivität	Antidepressiva
Dissoziation	Naltrexon
Schlafstörungen	Schlaffördende Antidepressiva, Neuroleptika
Starke Spannungszustände	Clonidin
Störungen der Aufmerksamkeit und Hypermotorik	Methylphenidat

Hier sei noch einmal darauf hingewiesen, dass die Behandlung mit sogenannten „Hypnotika“ also Medikamenten wie etwa Valium in der Therapie der Borderline-Störung keine Rolle spielen sollte. Es gibt keinerlei Daten für etwaige Besserung der Symptomatik, das Suchtpotenzial ist jedoch ausgesprochen hoch. Fragen Sie Ihren Arzt nach möglichen Suchtgefahren!

4 Dialektisch Behaviorale Therapie (DBT)

4.1 Was versteht man unter „Dialektisch Behavioraler Therapie?“

Die Dialektisch Behaviorale Therapie (DBT) wurde in den achtziger Jahren von Marsha Linehan (University of Washington, Seattle, USA) speziell als ambulante Therapie für chronisch suizidale Patientinnen mit Borderline-Störungen entwickelt. Heute ist die DBT weltweit das führende Behandlungskonzept für Borderline-Störungen.

Gut zu wissen: Entwickelt aus eigener Erfahrung – die Entstehung der DBT

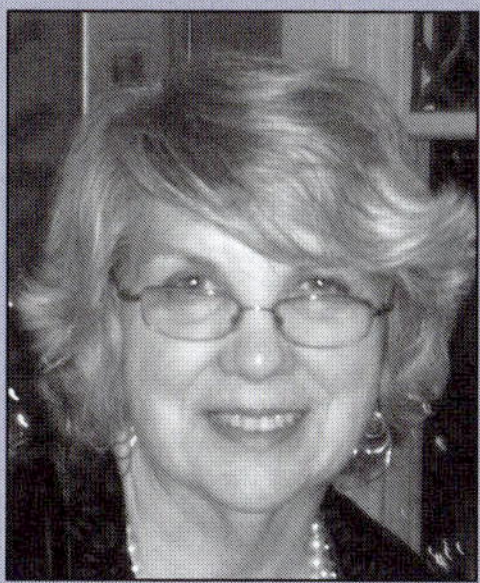

Marsha Linehan

Als Marsha Linehan die DBT entwickelte, hatte sie einen eigenen leidvollen Weg hinter sich. Sie hatte lange Jahre in geschlossenen psychiatrischen Abteilungen verbracht und sich dann geschworen, den „Weg aus der Hölle des Borderline-Lebens zu finden, um dann zurückzukehren und anderen den Weg zu zeigen“. Sie war sicherlich nicht die erste Borderline-Patientin, die einen Weg fand, ihre Ziele zu verwirklichen und ein lebenswertes Leben zu finden. Aber sie war die erste, die daraus eine Therapie entwickelte. Und natürlich war sie nicht die erste Entwicklerin einer Therapie, die eigene leidvolle Erfahrungen gemacht hatte. Aber sie ist sicherlich eine der wenigen, die ihre eigenen Überzeugungen, wie die Behandlung denn wirken sollte, so lange hinterfragte, bis sie wissenschaftlich überzeugende Daten vorliegen hatte. Ein schönes Video von Marsha Linehan findet sich unter: http://www.youtube.com/watch?v=tAz_o8G-67E

Das ist das Besondere an der DBT: Einerseits zieht diese Therapie ihre Ideen aus eigener leidvoller Erfahrung einer Borderline-Patientin und andererseits werden die einzelnen Schritte wissenschaftlich überprüft. Das ist hilfreich und notwendig, denn nur so kann man herausfinden, ob die Therapie wirklich für die Mehrzahl der Betroffenen wirksam ist. Im Herz der DBT steht also immer ein tiefes Verständnis für das Leid der Betroffenen. Aber auch ein tiefes Wissen, dass der Weg aus diesem Leid nur über die Selbstverantwortung führt. Therapeuten sind nur Wegweiser. Sie haben die Taschenlampen, sie können im Dunkeln leuchten. Laufen müssen die Patienten selbst.

Merke: Was heißt hier Selbstverantwortung? Ich kann doch nichts dafür, dass ich eine Borderline-Störung habe!

Kommt Ihnen dieser Satz bekannt vor? Sicherlich ist diese Einstellung nachvollziehbar. Aber ist Sie auch hilfreich? Was würden Sie zu einem Jugendlichen mit einer schweren Halsentzündung sagen, wenn er (schwer hustend) röchelt: „Ich kann doch nichts dafür, dass ich mich angesteckt habe, warum soll ich jetzt Antibiotika nehmen?" Es gibt Dinge, die hat man sich nicht selbst eingebrockt, aber wenn man sie nicht selbst auslöffelt, dann wird alles nur noch schlimmer. Die DBT beschreibt daher eine „annehmende Haltung" als Grundvoraussetzung für eine erfolgreiche Therapie. Und „annehmende Haltung" meint immer beides: „Ich muss akzeptieren, dass ich eine Borderline-Störung habe und ich muss akzeptieren, dass ich daran arbeiten muss, die Auswirkungen auf ein Minimum zu reduzieren, um ein lebenswertes Leben zu leben."

Aus dieser Grundüberzeugung entwickelte sich auch der Name der Therapie. *Dialektik* meint hier die fortwährende Balance zwischen Akzeptanz der Dinge so wie sie sind und waren, und aller Kraft, die wir einsetzen müssen, um die Dinge für unsere Ziele zu verändern.

Diese Balance betrifft auch die Therapeuten. Das oberste Ziel der DBT-Therapeuten ist immer, den Patienten zu helfen, sich so zu akzeptieren, wie sie sind, und sich einen Platz in der Welt zu suchen, der zu ihnen passt und ihnen die Kraft zu geben, diese Welt ein bisschen besser zu machen. Auch für andere. Denn dieses tiefgreifende Gefühl, anders zu sein, als alle anderen, kann zumindest dadurch gemildert werden, dass man sich um andere kümmert. Die meisten Borderline-Patienten wissen dies instinktiv: Sie bevorzugen Berufe wie Krankenschwester, Erzieherin, Heilpädagogin, Arzthelferin oder Tierpflegerin. Oft ist es nicht einfach, sich vom Leid anderer abzugrenzen, aber das kann man lernen. Auf lange Sicht sind die meisten Borderline-Patienten sehr einfühlsame, unterstützende Menschen. Sie brauchen nur ein wenig Anregung, um an sich selbst zu glauben. Die DBT will einen guten Rahmen geben und das dazugehörige Werkzeug, um diesen Weg zu beschreiten.

Was macht die DBT einzigartig? Was unterscheidet dieses Konzept von anderen Behandlungsprogrammen?

Folgende Besonderheiten sind zu nennen:

1. DBT ist zunächst ein Trainingsprogramm, das Borderline-Patienten darin unterstützt, ihre eigenen Ziele trotz, oder manchmal auch gerade wegen ihrer Störung zu erreichen.
2. Die Therapeuten sind daher in erster Linie Trainer. Sie verfügen über Fachwissen und spezielle Methoden, um diese Ziele zu erreichen, und um ihre Patienten zu motivieren.
3. Die Patienten werden immer wieder angehalten, ein möglichst hohes Maß an Eigenverantwortung zu übernehmen, um ihre Ziele zu erreichen. Die Therapeuten unterstützen sie dabei.
4. Die Patienten erlernen in der DBT spezifische Fertigkeiten (Skills), die ihnen helfen, ihre Gefühle zu steuern, soziale Ziele zu erreichen und sich selbst und auch ihre eigene Vergangenheit besser zu akzeptieren.
5. Die DBT hilft den Patienten, ihre Einstellung zu sich selbst, zu ihren eigenen Werten und Fähigkeiten sowie zu anderen Menschen zu überprüfen. Manchmal müssen alte Überlebensstrategien um neue Lebensstrategien ergänzt werden.
6. Die DBT hilft, falls gewünscht, auch Angehörigen und Partnern, ihre Fähigkeiten im Umgang mit sich selbst und den Patienten zu verbessern.
7. Die DBT setzt sich aus „Bausteinen“, sogenannten „Modulen“ zusammen, die je nach Bedarf miteinander kombiniert werden können. Diese Module sind:
   - Einzeltherapie für Erwachsene oder Jugendliche,
   - Skillstraining für Erwachsene oder Jugendliche,
   - Telefonberatung,
   - Stationäre Krisenintervention,
   - Pharmakologische Behandlung,
   - Selbsthilfe-CD-ROM,
   - Traumamodul,
   - Suchtmodul,
   - Essstörungsmodul,

   - Modul für Familien und Angehörige,
   - Modul für Patienten in Forensischen Kliniken.
8. DBT-Therapeuten sind miteinander vernetzt. Sie unterstützen sich gegenseitig und fragen sich um Rat.
9. DBT-Therapeuten haben sich selbst verpflichtet, in ihrer therapeutischen Arbeit mit Borderline-Patienten die im folgenden Kasten dargestellte Grundhaltung einzunehmen.

Grundhaltung der DBT-Therapeuten:

- Das Leben suizidaler Borderline-Patienten ist so, wie es gegenwärtig gelebt wird, in der Regel unerträglich.
- Borderline-Patienten versuchen oft, das Beste aus ihrer gegenwärtig verheerenden Situation zu machen.
- Borderline-Patienten wollen sich verbessern.
- Borderline-Patienten müssen sich stärker anstrengen, härter arbeiten und stärker motiviert sein, um sich zu verändern, dies ist ungerecht.
- Borderline-Patienten haben ihre Probleme in der Regel nicht alle selbst verursacht, aber sie müssen sie selber lösen.
- Borderline-Patienten müssen in vielen Bereichen neues Verhalten erlernen.
- Patienten können in der DBT nicht versagen.
- Therapeuten, die mit Borderline-Patienten arbeiten, brauchen Unterstützung.
- Der therapeutische Rahmen sollte so sein, dass gesundes Verhalten belohnt wird, und langfristig schädliches Verhalten nicht belohnt wird.

4.2 Sorgfältige Planung bereitet Therapieerfolge vor

4.2.1 Welche Merkmale der Borderline-Störung sind bei Ihnen besonders ausgeprägt?

Die meisten DBT-Therapeuten nehmen sich ausreichend Zeit, um zunächst eine möglichst genaue *Diagnose* zu stellen. Dies dauert in aller Regel zwischen vier und fünf Stunden. Zunächst wird natürlich geklärt, ob überhaupt eine Borderline-Störung vorliegt. Anschließend sollten aber auch möglichst alle anderen psychischen Störungen und Problembereiche erfasst werden. Dazu gehören etwa Schlafstörungen und Ess- und Trinkstörungen (seien Sie bitte ehrlich, die wenigsten Patienten reden gerne darüber, aber Ihr Therapeut braucht diese Informationen und wird es Ihnen danken)! Weitere häufige Probleme sind soziale Ängste, Symptome, die mit traumatischen Erfahrungen zusammenhängen, Drogen und Alkoholgebrauch (auch hier bitte ehrlich sein! Auch Marihuana gehört zu den Drogen und hat häufig ziemlich unangenehme Folgen für Borderline-Patienten). Weiter wird Ihr Therapeut Sie nach depressiven Episoden fragen und danach, ob Sie zwischendurch übermäßige Hochstimmungen erlebt hatten. Berichten Sie bitte darüber, ob Sie Stimmen hören, Dinge oder Geister sehen, die nicht der Realität entsprechen. Die meisten Patienten haben Hemmungen, dies zu erzählen, weil sie befürchten, dass der Therapeut sie dann für „verrückt" hält. Aber seien Sie sicher, gute Therapeuten kennen sich damit aus und wissen, dass viele Borderline-Patienten derartige Erfahrungen machen. Berichten Sie über Ihre Methoden, die Sie anwenden, um Spannung zu reduzieren, Ohnmacht oder Einsamkeit auszuhalten. Seien Sie offen, erzählen Sie über Hochrisikoverhalten, Selbstverletzungen, Suizidfantasien, ob Sie Medikamente einsetzen oder Blut abnehmen. Wenn Sie erfolgreiche Therapie machen wollen, sollten Sie dies von Beginn an offen aussprechen.

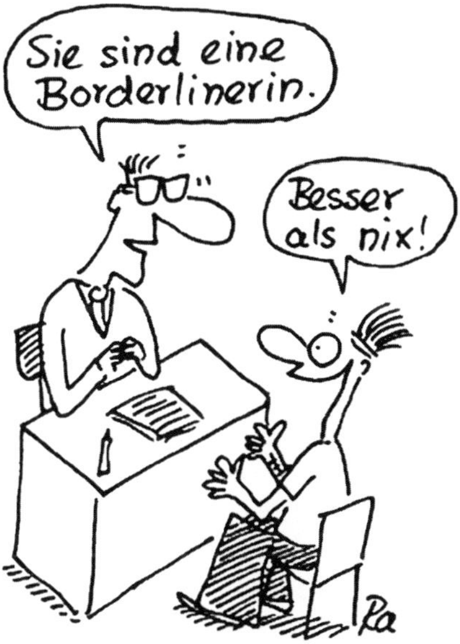

4.2.2 Wie sind Ihre Lebensverhältnisse?

Sie sollten Ihre gegenwärtigen Lebensverhältnisse berichten. Wenn Sie einen oder mehrere *Partner* haben: Wie läuft die Beziehung? Viele Borderline-Betroffene pflegen komplizierte Partnerschaften, sind nicht zufrieden mit der Sexualität, lassen bisweilen Dinge mit sich machen, die sie unangenehm oder eklig finden, aus Angst, sonst verlassen zu werden. Diese Verhältnisse stoßen im nahen Umfeld oft auf wenig Verständnis bzw. Ablehnung. Freunde und Angehörige reagieren dann beispielsweise emotional empört und fordern eine sofortige Trennung. Durch solche Erfahrungen lernen Patientinnen, dass ihr Verhalten als nicht akzeptabel beurteilt wird. Natürlich werden Sie sich zu Beginn der Behandlung schämen, dies zu erwähnen – Sie sollten das trotzdem tun. Ihr Therapeut kennt diese Probleme, Sie sind schließlich nicht die einzige, die dies erlebt. Manche Patientinnen arbeiten zeitweise als Prostituierte oder werden dazu gezwungen – auch das sollte Ihr Therapeut wissen. Und bisweilen haben Patienten auch noch im Erwachsenenalter sexuelle Kontakte zu Menschen, von denen sie in Kindheit und Jugend missbraucht worden sind. Falls dies auch auf Sie zutreffen sollte, geben Sie sich einen Ruck und erzählen Sie davon.

Wie gestaltet sich die *berufliche Situation*? Wahrscheinlich haben Sie Schwierigkeiten am Arbeitsplatz oder in der Ausbildung. Vielleicht können Sie sich nicht so lange konzentrieren wie andere? Vielleicht sind Sie übermotiviert, haben das Gefühl, dass Sie es eigentlich gar nicht verdient haben, entsprechend bezahlt oder ordentlich behandelt zu werden? Wahrscheinlich ist es für Sie nicht so einfach mit den Kollegen oder Mitschülern? Fällt es Ihnen schwer, ungezwungenen Kontakt zu pflegen, Smalltalk zu halten? Was machen Sie in den Pausen? Fühlen Sie sich ausgeschlossen? Legen Sie die Probleme offen. Beschreiben Sie diese möglichst genau. Ihr Therapeut ist kein Hellseher und Aussagen wie: „Ich halte das nicht mehr aus“ oder „Irgendwie packe ich alles nicht mehr“, reichen nicht.

Und wie sieht es mit dem *Alleinsein* aus? Halten Sie das aus, oder denken Sie ununterbrochen nach, mit wem Sie in Verbindung treten könnten? Verbringen Sie viele Stunden im Netz, nur um sich vom Alleinsein abzulenken? Quälen Sie Ihren Partner/Ihre Partnerin mit Eifersucht? Kontrollieren Sie E-Mails und Handys oder lassen Sie die Position des Handys orten? Legen Sie auch dies offen. Alle haben Schwierigkeiten, über Eifersucht zu sprechen!

Merke:

In der Therapie sollte es keine „peinlichen Lücken“ geben.

Sicherlich ist diese Aufzählung nicht vollständig, aber es ist wichtig, dass Sie das Grundprinzip verstanden haben: Kein noch so „seltsames“ oder „peinliches“ Erleben oder Verhalten sollte in dieser Diagnostikphase verschwiegen werden. Manchmal sind es auch scheinbar banale Dinge, die große Schwierigkeiten bereiten. Eine unserer Patientinnen machte sich große Vorwürfe, ihre Kinder zu vernachlässigen, weil sie wenig über deren schulische Situation wusste. Es stellte sich heraus, dass mit den Kindern alles in Ordnung war, die Patientin traute sich lediglich nicht, auf Elternabende zu gehen, aus Angst, sich öffentlich zu blamieren. Sie befürchtete aber auch die Blamage vor ihrem Therapeuten und behielt dieses Problem lange für sich.

Merke:

Scham ist die Therapiefalle Nummer 1.

Unsere therapeutische Erfahrung zeigt, dass es fast immer die Scham ist, die Patienten schweigen lässt. Die Angst, sich zu blamieren, vom Therapeuten „für blöd“ oder „abartig“ gehalten zu werden, oder – und dies betrifft meist die Männer – für zu schwach. Sie sollten mit allen Mitteln versuchen, dagegen anzugehen. Es ist Ihre Therapie und Sie müssen dafür kämpfen, dass Sie möglichst erfolgreich wird.

4.2.3 Wie verlief die Störung bisher?

Sicherlich gehört zu einer gut durchgeführten Diagnostik auch die Anamnese, das heißt ein Bericht über den bisherigen Verlauf der Störung, über bisherige Behandlungen und deren Ergebnisse. Vielleicht haben Sie schon mehrere derartige Gespräche hinter sich, dann wird Ihnen auffallen, dass DBT-Therapeuten diese Informationen eher kurz halten. Sie konzentrieren sich stärker auf gegenwärtige Probleme. Einige Punkte aber sind uns besonders wichtig (vgl. die folgenden Abschnitte).

4.2.4 Der Non-Suizidvertrag

Gut zu wissen: Warum verwendet die DBT den Begriff „Suizid“?

Man könnte auch Freitod sagen oder Selbstmord oder Selbsttötung. Nun, Suizid ist wohl die neutralste Sprachform. Wirklich „frei“-willig geht wohl niemand in den Tod, und „Mord“ ist sehr moralisch besetzt. Ein

Suizidversuch im Sinne der DBT ist der Versuch, sich absichtlich zu töten. Wir unterscheiden dies sehr genau von Selbstverletzungen oder Hochrisikoverhalten.

Falls Sie Suizidversuche hinter sich haben, und das haben viele Borderline-Betroffene, so wird Ihr Therapeut Sie genau nach den Umständen, den Auslösern und den Methoden fragen. Das ist unangenehm, aber es ist wichtig. Er wird Sie fragen, welche unmittelbaren und langfristigen Folgen der Entschluss zum Suizid für Sie hatte, und welche Umstände Sie gerettet haben. Zudem möchte Ihr Therapeut wissen, ob Sie Ihren Entschluss unmittelbar umgesetzt haben oder ob Sie Zeit verstreichen haben lassen. Manche Patienten lassen sich sogar einige Tage Zeit, verabschieden sich von allen Freunden und fühlen ein tiefes Gefühl von Ruhe und Erlösung. Genau davor hat ihr Therapeut am meisten Angst. Wir sollten uns darüber völlig im Klaren sein: DBT-Therapeuten nehmen vorhergehende Suizidversuche sehr ernst und werden diese besprechen. Weshalb? Nun, weil wir sicher gehen wollen, dass Sie diese Therapie überleben. Wir haben die Erfahrung gemacht und wir wissen, dass auch sehr schwer belastete und heftig leidende Borderline-Patienten ein lebenswertes, mit Momenten des Glücks und der Zufriedenheit durchsetztes Leben erlangen können. Doch dazu müssen Sie zunächst überleben. Oft sind es immer die ähnlichen Umstände, die Sie zur Verzweiflung treiben und Suizidideen in Ihnen reifen lassen. Diese Umstände wollen wir von vorneherein verstehen. Und wir wollen wissen, wann wir als Therapeuten gegebenenfalls „gewarnt" sein müssen, und Ihnen die notwendige Unterstützung geben können, die Sie dann brauchen werden. Und noch etwas – Sie haben es vielleicht schon geahnt:

Merke: Non-Suizidvertrag

Ihr Therapeut wird Ihnen ein Versprechen abnehmen: Er wird von Ihnen verlangen, dass Sie sich unter keinen Umständen im Laufe der Therapie töten.

„Wie kann er das von mir verlangen!?! Wie soll ich so etwas versprechen? Es muss mir doch erst besser gehen, bevor ich so etwas versprechen kann! Das ist doch glatte Erpressung!" Kommen Ihnen diese Reaktionen bekannt vor? Die meisten unserer Patienten reagieren zunächst so, oder so ähnlich, und das ist verständlich. Für viele Borderline-Betroffene ist die Vorstellung,

ihrem Leben ein Ende setzen zu können, eine Art letzter Trost geworden. In einer Zeit, in der sie bitterste Erfahrungen machen mussten, ist diese Vorstellung tatsächlich hilfreich gewesen. Und viele unserer Patienten fühlen sich zu Beginn der Therapie, oder auch zwischendurch so hoffnungslos und so elend, dass sich Suizidideen fast aufzwängen. Und jetzt verlangt der Therapeut, dass dieser Notausgang geschlossen wird, bevor es einem besser geht!

Weshalb besteht der Therapeut auf diesem Vertrag?

Es gibt mehrere Gründe: Zum einen gehen wir als Therapeuten davon aus, dass Suizidgedanken immer dann auftreten, wenn Ihnen die Probleme über den Kopf wachsen. Suizidgedanken überfallen einen nicht wie Fieber. Sondern sie haben in aller Regel Auslöser und Ursachen im Hier und Jetzt. Und Ihr Therapeut ist dazu da, Ihnen zu helfen, diese Probleme zu lösen. Das wird vielleicht nicht sofort klappen, aber wenn Sie Ihre Energie verwenden, um Suizidpläne zu schmieden, dann haben Sie zu wenig Energie, um Ihre Probleme zu lösen. Das ist der erste Grund: *Die DBT sieht Suizidideen als fehlgeleitete Versuche, Probleme zu lösen.*

Es gibt noch einen zweiten Grund: Ihr Therapeut wird mit Ihnen nicht nur ein Arbeitsbündnis eingehen, er wird Sie kennenlernen und wird Sie mögen. So seltsam das für Sie klingen mag: Die meisten Therapeuten mögen ihre Patienten. Sie denken über ihre Probleme nach und darüber, wie sie ihnen helfen können, diese zu lösen. Und natürlich ängstigen sich auch DBT-Therapeuten davor, dass ihre Patienten sich suizidieren könnten. Umfragen haben ergeben, dass die Angst vor einem Suizid ihrer Patienten die größte Arbeitsbelastung für Therapeuten darstellt. Therapeuten, die Angst haben, laufen Gefahr, eine schlechte Therapie und Fehler zu machen. Sie behandeln ihre Patienten zu pfleglich, fordern sie nicht genug, weisen sie zu häufig in Kliniken ein, geben ihnen keine Übungsaufgaben auf, verschreiben starke Medikamente etc. Wollen Sie das? Dann sollten Sie keine DBT machen. DBT wird Ihnen helfen, Ihre Ziele zu verwirklichen und im Leben zurechtzukommen. Wenn Sie es vorziehen, Ihren Weg als chronisch psychisch Kranke fortzusetzen, dann sollten Sie einen weiten Bogen um DBT-Therapeuten machen. Andernfalls kommen Sie nicht umhin, mit Ihrem Therapeuten einen Non-Suizidvertrag auszuhandeln. Er braucht das, damit er ruhig schlafen kann. *Der zweite Grund für dieses Versprechen ist also, die dauerhafte Arbeitsfähigkeit Ihres Therapeuten und die Garantie für eine gute Therapie.*

Aber was tun in Krisensituationen?

Im Gegenzug wird der Therapeut Ihnen ein Angebot machen: Natürlich kann niemand von Ihnen verlangen, dass Sie unter keinen Umständen einen Suizidversuch begehen dürfen, ohne mit Ihnen zu vereinbaren, was Sie in Krisensituationen tun sollen. Ihr Therapeut wird mit Ihnen einen *Krisenplan* erarbeiten, und Ihnen mitteilen, wann und unter welchen Umständen er für Sie im Krisenfall zu erreichen ist – um Ihnen dann mit Rat zur Seite zu stehen. Doch dazu später. Zunächst der dritte und wichtigste Grund, weshalb DBT-Therapeuten auf Ihr Versprechen bestehen, sich nicht umzubringen: *Jeder Suizid wirkt auf andere.*

Vielleicht überlegen Sie einen Moment selbst? Was könnte es noch für einen Grund geben? Nun, Sie werden im Laufe der DBT-Behandlung die Bekanntschaft von zahlreichen anderen Borderline-Betroffenen machen. Sei dies in der Skills-Gruppe oder auf der Station eines Krankenhauses oder in der Selbsthilfegruppe. Und diese Mitpatienten gilt es zu schützen. Wir wissen heute, dass Suizidversuche, ob „erfolgreich" oder nicht, eine enorm *ansteckende Wirkung* haben. Die Gefahr, sein Leben durch Suizid zu beenden, wächst mit jeder Selbsttötung im Bekanntenkreis. Denn „jeder Suizid ist ein sozialer Akt", mit erheblichen kurz- und langfristigen Auswirkungen auf andere.

Durch einen Suizidversuch würden Sie das Leben Ihrer Mitpatienten gefährden. Wollen Sie dies verantworten? Nun, das ist der dritte und wichtigste Grund: *Durch Ihren Non-Suizidvertrag schützen Sie Ihre Mitpatienten.* Kein DBT-Therapeut wird seine Arbeit nach dieser Diagnostikphase mit Ihnen fortsetzen, falls Sie diese Zusage nicht machen. Damit wir uns richtig verstehen: Wir wissen, dass Sie weiterhin Suizidideen und Suizidfantasien haben werden. Wir gehen davon aus, dass diese Prozesse sich bei Borderline-Patienten automatisiert haben. Dies ist nicht günstig, es hält oft von der Problemlösung im Alltag ab und sollte dringend thematisiert werden. Aber die Bearbeitung von Suizidfantasien braucht ihre Zeit.

Unterschied zwischen Suizidfantasie und -handlung

Es gibt jedoch einen zentralen Unterschied zwischen Suizidfantasien und deren Umsetzung in Handlungen. Wir gehen davon aus, dass Sie Ihre Handlungen kontrollieren können. Sollte dies nicht der Fall sein, dies kann vorübergehend im Laufe Ihrer Therapie geschehen, so müssen Sie Ihren Therapeuten diesbezüglich informieren. Er wird mit Ihnen an einer raschen Lösung des Problems arbeiten, mit Ihnen die notwendigen Sicherheitsmaßnahmen besprechen und Ihnen auch gegebenenfalls helfen, vorübergehend eine stationäre Krisenintervention in Anspruch zu nehmen.

Gut zu wissen:

Die meisten Selbsthilfegruppen, die sich nach den Prinzipien und Regeln der DBT organisieren, verlangen von Mitgliedern ebenfalls die Zusage, während Ihrer Beteiligung an der Selbsthilfegruppe und ein Jahr danach keinen Suizidversuch zu unternehmen.

4.2.5 Wurden frühere Therapien abgebrochen?

Die meisten Borderline-Patienten, die eine DBT-Behandlung beginnen, haben bereits mehrere Therapieversuche hinter sich. Es gibt gute oder weniger gute Erfahrungen, manchmal eben auch Therapieabbrüche. Ihr Therapeut wird sich nun im Besonderen für die Umstände von Therapieabbrüchen interessieren. Er wird Sie nach den Umständen und Bedingungen fragen und ob Sie plötzlich und ohne Vorwarnung abgebrochen haben. Er wird fragen, ob der Therapeut damals die Therapie vorzeitig beendet hat, ob er Ihnen die Gründe genannt hat oder nicht.

Weshalb interessieren sich DBT-Therapeuten dafür?

Nun, um eine erfolgreiche Therapie zu bestreiten, müssen Sie (a) überleben und (b) in Therapie bleiben. Und wenn Sie bei früheren Behandlungsabbrüchen „gelernt" haben, dass Sie etwa unangenehme Prozesse durch einen Therapieabbruch beenden können, so wird sich dieser Gedanke auch in der DBT aufdrängen. Machen wir uns nichts vor: Die therapeutische Arbeit, die Sie vor sich haben, kann sehr erfolgreich sein und Ihr Leben grundlegend ändern. Aber es werden harte und anstrengende und unangenehme Passagen zu bewältigen sein. Sie werden lernen, sich Ihren Gefühlen zu stellen und mit diesen umzugehen, das erfordert auch Geduld. Ihr Therapeut wird Ihnen dabei helfen, aber er kann Sie nicht anbinden. Daher sollte er genau wissen, unter welchen Umständen Sie dazu neigen, mit Abbruchgedanken zu spielen. Er wird Ihnen dann frühzeitig Unterstützung anbieten.

Fallbeispiel:

Eine unserer Patientinnen hatte berichtet, dass Sie ihre letzte Therapie nach etwa neun Monaten abgebrochen hatte. Die Therapeutin hätte sie „zu sehr gestresst". Auf Nachfrage berichtete sie, dass sie sich anfangs, also die ersten sechs Monate, sehr gut verstanden hätten. Aber dann sei es schwierig geworden. Die meisten Therapeutinnen sind ausgewachsen und selten verwandeln sie sich innerhalb eines Jahres so grundlegend. Also fragte ich genauer nach: „Was genau hat sich in der Therapie geändert? Falls ich die Therapeutin anrufen würde (was ich natürlich nur in Zustimmung der Patientin täte), was würde sie mir erzählen?" Und schließlich stellte sich heraus, dass die Therapeutin darauf gedrängt hatte, dass sich die Patientin einen Ausbildungsplatz suchen sollte, statt den ganzen Tag zu Hause rumzuhängen. Dazu habe sie sich allerdings nicht in der Lage gefühlt. Schließlich habe die Patientin die Erwartungen der Therapeutin nicht mehr ertragen. Hin und hergerissen zwischen der Angst, am Ausbildungsplatz zu versagen, und der Angst, die Erwartungen der Therapeutin nicht zu erfüllen, habe sie sich schließlich nicht mehr zu helfen gewusst. Unter der Vorgabe, sie sei suizidal, hat sie sich dann ohne Rücksprache mit der Therapeutin in eine Klinik einweisen lassen. Gegen Ende der dreimonatigen Behandlung (es ist ihr gelungen, die Behandlung durch fortwährende Suiziddrohungen stetig zu verlängern), hatte die Therapeutin telefonisch mitgeteilt, der Behandlungsplatz sei jetzt vergeben, sie stünde nicht mehr zur Verfügung.

Nun, kein besonders professionelles Verhalten der Therapeutin, dennoch ist dies ein wichtiger Hinweis, dass diese Patientin Schwierigkeiten hat, Angst vor Versagen anzusprechen. Und zudem hat sie gelernt, sich schwierigen Auseinandersetzungen in der Therapie durch Klinikeinweisungen zu entziehen. Wir haben dieses Problem dann genau besprochen und uns darauf geeinigt, dass sie während der Behandlung die „Ideen, sich in eine Klinik einweisen zu lassen" genau protokollieren sollte, um auf diese Weise frühzeitig zu erkennen, aber auch mittzuteilen, wenn sie sich überfordert fühlt und ein Behandlungsabbruch droht.

4.2.6 Was muss ich als erstes in den Griff bekommen (Verhaltenskontrolle)?

Die DBT versucht, ihren Patienten frühzeitig zu helfen, schwerwiegende Störungen des Verhaltens, die zu Krisen führen, wieder zu kontrollieren. Darunter verstehen wir etwa, Drogen- und übermäßigen Alkoholkonsum, schwere Selbstverletzungen, aggressive Durchbrüche, massive Ess- und Brechanfälle, Hochrisikoverhalten. Aber auch schwerwiegendes sozialschädliches Verhalten gehört dazu, wie ungerechtfertigte Gehässigkeit und Unfreundlichkeit, oder die Angewohnheit, andere durch Suiziddrohungen in schwere Besorgnis zu versetzen. Auch die Belastung von Beziehungen durch Trotz und Schmollphasen kann hier genannt werden. Als Verhaltenstherapeuten gehen wir davon aus, dass die meisten dieser Verhaltensmuster irgendwann einmal nützlich waren, also im Sinne von Überlebensstrategien gelernt wurden. Aber sie führen auch heute noch zu kurzfristiger Entlastung oder Erleichterung oder auch zu Spaß und Lust – eben leider nur kurzfristig. All diese Verhaltensweisen haben im jeweiligen Moment unter den jeweiligen Bedingungen schon Sinn und sind auch verständlich, aber sie führen entweder zur Verschärfung von Krisen oder sie stabilisieren die Borderline-Störung.

Gut zu wissen: Erkennen von schädlichem Verhalten

Im Laufe der Therapie werden Sie lernen, welche Skills (Fertigkeiten) Sie einsetzen könnten, um diese schädlichen Verhaltensmuster zu kontrollieren. Im ersten Schritt aber ist es wichtig, diese zu erkennen und zu benennen und insbesondere zu beobachten, unter welchen Umständen sie auftreten. Sie sollten damit eine beobachtende Distanz zu diesen Verhaltensmustern gewinnen. Dies ist der erste Schritt, um Kontrolle darüber zu gewinnen.

4.2.7 Was will ich erreichen (Therapieziele)?

Gegen Ende der Diagnostikphase wird Ihr Therapeut mit Ihnen die Ziele der Behandlung vereinbaren. Das klingt allerdings etwas einfacher, als es ist. In aller Regel bringen Borderline-Patienten eine Vielzahl von oft unklaren Problemen mit sich. Und alle sollen möglichst rasch gelöst werden. Das Motto ist häufig: „Es muss mir zunächst mal besser gehen, bevor ich aufhören kann, mich zu schneiden, Drogen zu nehmen oder gar daran denken kann, die Ausbildung fertig zu machen". Dem gegenüber steht das Wissen des Therapeuten, dass gerade diese Verhaltensmuster (und auch die soziale Isolation) die Probleme oft verstärken. Er würde es also begrüßen, wenn Sie möglichst rasch diese schädlichen Verhaltensmuster durch Skills ersetzen. Dieser „Konflikt" ist normal. Natürlich würden Sie dies tun, wenn dies so einfach wäre. Die DBT versucht also, eine Balance zwischen Ihren persönlichen Zielen und dem Wissen des Therapeuten, wie sie diese Ziele erreichen können, herzustellen. Entscheidend ist, dass Sie sich einigen, an welchen Zielen Sie *„arbeiten"* werden.

Merke: Die DBT gibt einige Ziele vor

Immer wenn drängende Suizidgedanken auftreten, werden diese vorrangig bearbeitet: Das erste Ziel ist also Überleben. Immer wenn der Abbruch der Therapie droht, wird dieses Thema bearbeitet: Das zweite Ziel ist daher der Aufrechterhaltung der Therapie. Immer wenn schwerwiegendes krisenförderndes Verhalten auftritt, wird dieses bearbeitet: Das dritte Ziel ist demnach der Aufbau von Kontrolle über dieses krisenerzeugende Verhalten. Immer wenn diese Problembereiche nicht auftreten, ist Platz und Raum, an Ihren persönlichen Zielen zu arbeiten.

Keine Angst, dies wird den größten Raum in der Therapie einnehmen. Aber Sie sollten diese Ziele formulieren und zwar so, dass sie klar benennbar, greifbar und überprüfbar und insbesondere realistisch durch Sie zu erreichen sind. Ziele wie „Es soll mir besser gehen" sind nicht sehr wirkungsvoll. Sie sollten durch genauere Formulierungen ersetzt werden wie „Ich möchte im nächsten Jahr die Probleme an meinem Ausbildungsplatz gelöst haben". Auch die Vorgabe „Mein Ziel ist, dass meine Mutter mich endlich in Ruhe lässt" ist nicht sehr sinnvoll, denn, da die Mutter nicht in Therapie ist, können wir ihr Verhalten nur bedingt beeinflussen. Ein realistischeres Ziel wäre etwa „Ich möchte erreichen, dass ich von zu Hause ausziehe und ich meine Mutter einmal im Monat an einem neutralen Ort treffe".

Merke: Benennung von Zielen

Hat man das Prinzip einmal verstanden, ist die Benennung von Zielen einfacher: Immer geht es darum, dass die Ziele so konkret wie möglich benannt werden, dass es an Ihnen liegt, die Ziele zu erreichen, und dass der zeitliche Rahmen realistisch ist.

Ihr Therapeut wird Ihnen dabei helfen. Die meisten Patienten tragen eine Vielzahl von Problemen und damit auch möglichen Zielen mit sich herum. Also ist es wichtig, eine sinnvolle *Auswahl* zu treffen.

„Zettelkasten" – eine gute Methode zur Auswahl von Zielen

Sie besorgen sich ein Päckchen „Vokabelkärtchen" und schreiben auf die Vorderseite jedes Kärtchens ein Problem und auf die Rückseite das Ziel, wie sie dieses Problem bewältigen wollen. Dann sortieren Sie (evtl. zusammen mit Ihrem Therapeuten) die Kärtchen nach ihrer Wichtigkeit. Anschließend überlegen Sie, wie viele dieser Ziele Sie innerhalb des nächsten halben Jahres erreichen können. Diese Kärtchen sortieren Sie aus. Die anderen werden aufgehoben und nach einem halben Jahr wieder hervorgeholt. Auf diese Weise sollten Sie nach einigen Mühen und Überlegungen drei oder vier wichtige Ziele ausgewählt haben, die Sie auch realistisch innerhalb des nächsten halben Jahres umsetzen können, ohne fortwährend das Gefühl zu haben, Sie versäumen die wichtigen anderen Ziele, wenn Sie an einem arbeiten.

4.2.8 Woran muss ich mich halten (Vereinbarung der Therapieregeln)?

Ihr DBT-Therapeut wird Ihnen die Regeln und Vereinbarungen erklären, wie sie unter seinen speziellen Bedingungen sinnvoll erscheinen. Er wird Ihnen wahrscheinlich erklären, dass Sie neben der Einzeltherapie eine Skills-Gruppe besuchen sollen, und falls keine zur Verfügung steht, wird er mit Ihnen vereinbaren, wie Sie die Skills lernen. Er wird die weiteren Rahmenbedingungen wie Kassenanträge, bewilligte Stundenzahl, Häufigkeit der Stunden usw. klären. Er wird aber auch mit Ihnen vereinbaren, dass Sie sich verpflichten, an Ihren Behandlungszielen zu arbeiten, die Tagebuchkarten zu führen (vgl. hierzu Abschnitt 4.3.1). Er wird Sie ermuntern, ehrlich zu sein, die Skills umzusetzen, und andere therapeutische Maßnahmen wie Betreuung, Ergotherapie usw. genau mit ihm absprechen. Sie sollten keine anderen Therapien durchführen, die medikamentöse Behandlung genau offen legen, und keine stationären Aufnahmen ohne Absprache mit ihm veranlassen.

4.2.9 Hilfe per Telefon oder E-Mail?

Wie oben bereits ausgeführt, erwarten DBT-Therapeuten von ihren Patienten, dass Sie versuchen, schwerwiegende Störungen des Verhaltens durch Skills zu ersetzen. Das klappt natürlich nicht sofort. Sie brauchen und bekommen dazu Hilfe durch Ihren Therapeuten. Die meisten DBT-Therapeuten bieten ihren Patienten deshalb an, in Krisensituationen telefonisch erreichbar zu sein. DBT-Therapeuten wollen Ihnen einerseits damit die Sicherheit und Unterstützung in suizidalen Krisen bieten. Sie haben ja im Non-Suizidvertrag versprochen, sich nicht umzubringen. Andererseits können ihre Krisen auch genutzt werden, um gemeinsam, quasi „live" die anstehenden Probleme zu lösen. Nun kann kein Therapeut rund um die Uhr zur Verfügung stehen. Sie werden also mit Ihrem Therapeuten „aushandeln", wann und unter welchen Bedingungen Sie ihn erreichen können. Die Bedingungen sind jeweils ganz unterschiedlich, aber Ihr Therapeut sollte mit Ihnen klare Vereinbarungen treffen. Die meisten Therapeuten beschränken das „Coaching" am Telefon auf wenige Minuten unter schwerwiegenden Krisenbedingungen. Die Regel ist: „Keine Therapie, sondern nur akutes Problemlösen am Telefon". Schließlich sollen Sie einerseits lernen, Hilfe in Anspruch zu nehmen, wenn Sie sie wirklich benötigen. Andererseits sollten Sie sich nicht daran gewöhnen, den Therapeuten immer zur Verfügung zu haben, wenn es schwierig wird. In aller Regel wird Ihr Therapeut Ihnen ein „Telefonprotokoll" aushändigen. Dies ist eine Art „Fahrplan", den Sie vor und während des Krisentelefonats durcharbeiten.

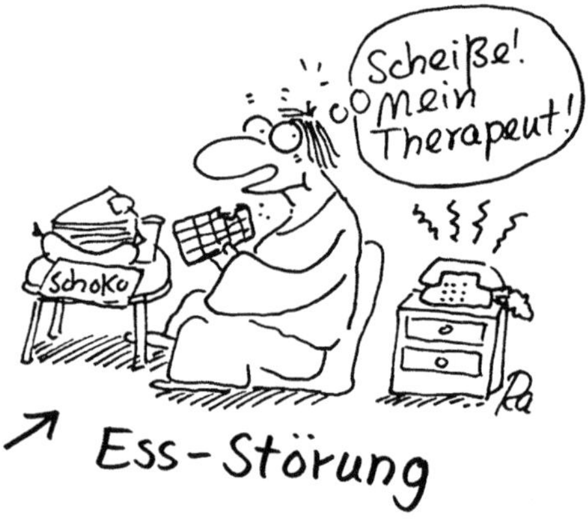

Und wie steht's mit E-Mail-Kontakten?

Natürlich sind SMS und E-Mails eine gute Möglichkeit, mit seinem Therapeuten rasch und unkompliziert auch unter Alltagsbedingungen in Kontakt zu treten. Andererseits bringen diese elektronischen Medien auch Probleme mit sich. Wenn Sie Ihrem Therapeuten eine wichtige SMS schicken, und er antwortet nicht darauf, dann kann es gut sein, dass Sie meinen, Ihr Therapeut nimmt Sie nicht ernst, oder er findet das, was Sie geschrieben haben nicht wichtig. In Wirklichkeit hatte er schlicht keine Zeit, die SMS zu lesen, wollte sich die Antwort in Ruhe überlegen oder hatte auch schlicht keine Lust, sein Handy zu überprüfen. Am besten vereinbaren Sie mit Ihrem Therapeuten sehr genau, wann Sie ihm SMS oder E-Mails schicken können, und wann er sie beantworten kann. Wir persönlich halten es so, dass unsere Patientinnen E-Mails schicken können, die wir dann innerhalb von 24 Stunden lesen. Wenn die Patienten nicht gesondert bemerken, dass sie unbedingt eine Rückmeldung wollen (und das geschieht selten), so beantworten wir die Mails nicht. Wie gesagt, dies ist eine Möglichkeit um Enttäuschungen zu verhindern. Andere Therapeuten sehen dies sicherlich anders. Sprechen Sie diese Möglichkeiten offen an!

4.3 Was geschieht während der DBT-Therapie?

4.3.1 Die Arbeit mit dem Therapeuten

Wenn Sie eine ambulante Behandlung wählen, werden Sie in der Regel einmal pro Woche, über den Zeitrahmen von etwa zwei Jahren mit Ihrem Therapeuten arbeiten. Dies sind ca. 80 Stunden, die die Kassen in aller Regel finanzieren. Will man zusätzliche Stunden beantragen, so muss der Therapeut dies ausführlich begründen und nachweisen, dass die bisherigen Stunden schon hilfreich waren, aber zusätzliche Stunden noch wichtige Fortschritte erbringen werden. Dies ist nicht immer erfolgreich. Man sollte sich also besser nicht darauf verlassen.

DBT-Therapeuten zielen darauf, ihren Patienten zu helfen, problematisches Erleben und Verhalten möglichst abzubauen und stattdessen hilfreicheres Erleben und Verhalten zu entwickeln. Da sich all diese Probleme auch im Alltag zeigen, ist es wichtig, dass Sie und Ihr Therapeut diese Probleme auch verstehen und wissen, wann genau diese Probleme im Alltag auftauchen.

Gut zu wissen: Was unterscheidet DBT von tiefenpsychologischen Verfahren?

Es hält sich ein hartnäckiges Gerücht, das besagt, dass die Verhaltenstherapie – und die DBT ist ja eine Form der Verhaltenstherapie –

nur auf die Auswirkungen, also auf Symptome zielt, sich aber nicht um die Ursachen kümmert, dass die Verhaltenstherapie also nur an der Oberfläche kratzt, während andere Therapien irgendwie „tiefer" gehen sollen. In Wirklichkeit arbeitet die DBT sehr stark daran, dass Sie es schaffen, Ihr Leben auch unter Alltagsbedingungen besser zu bewältigen. Wann immer es sinnvoll erscheint, wird Ihnen Ihr Therapeut helfen, die Ursachen und Gründe Ihres Erlebens und Verhaltens zu verstehen. Aber, und das ist wichtig, es reicht nicht, die Dinge nur zu verstehen, man muss sie ändern und nach neuen Lösungen suchen! Und hier hält die DBT ein wirklich reichhaltiges Angebot an Skills für Sie parat.

Vielleicht sollte man an dieser Stelle die zwei Begriffe Tiefenpsychologie und Verhaltenstherapie klären: Die Tiefenpsychologie meint, dass psychische Störungen durch unbewusste Konflikte entstehen, die sich auf das Erleben und Verhalten der Betroffenen auswirken, und dadurch zu schwerwiegenden Problemen führen. Folgerichtig versucht dieser Therapieansatz, diese Konflikte „aufzudecken" (aus der Tiefe zu heben) und bewusst zu machen. Das wiederum sollte zur Verbesserung der Probleme führen. Die „Verhaltenstherapie" geht davon aus, dass die meisten psychischen Störungen durch das Überdauern von alten Lernprozessen gespeist werden, die im gegenwärtigen Leben zu Problemen führen. Zudem werden diese psychischen Probleme meistens durch nicht funktionierende Lösungsversuche in der Gegenwart aufrechterhalten. Die Verhaltenstherapie blickt also immer mit zwei Brillengläsern auf das Problem: Einerseits berücksichtigt sie die jeweilige Lerngeschichte der Patienten, andererseits deren gegenwärtige Umstände und Lösungsversuche. Wir sind der Meinung, dass es gut ist, auf zwei Beinen zu laufen.

Wie kann ich mich genauer beobachten? – Die Tagebuchkarten

Wir wollen das Auftreten von problematischen Verhaltensmustern genau verstehen – genauso wie das Auftreten von neuem, erwünschten Erleben und Verhalten. Deshalb arbeitet die DBT mit sogenannten *„Tagebuchkarten"*, im englischen „diary-cards".

Mithilfe dieser Karten (vgl. Arbeitsblatt 1 im Anhang) können Sie am Abend eines *jeden Tages* protokollieren, ob, und wenn ja, wie häufig Sie sich beispielsweise absichtlich verletzt, Sport getrieben, Drogen genommen oder Brechanfälle produziert haben, oder ob Sie, wie vereinbart, Freunde getroffen haben.

Klingt nicht besonders anregend? Das stimmt. Für die meisten unserer Patienten ist es zunächst gewöhnungsbedürftig, all diese problematischen Verhaltensmuster aufzuschreiben und dann auch noch ihrem Therapeuten zu zeigen. Viel unangenehmer ist es allerdings häufig, über gute und wohltuende Ereignisse zu berichten. Ihr Therapeut weiß dies. Er wird Sie ermuntern, dies alles dennoch zu protokollieren. Es ist auf lange Sicht hilfreich, genauer hinzusehen und zu verstehen, welche Verhaltensweisen man an den Tag legt. Zudem können Sie hier auch festhalten, ob Sie Skills einsetzen, und ob diese erfolgreich sind. Ihr Therapeut wird diese Tagebuchkarte zu Beginn jeder Therapiestunde mit Ihnen zusammen durchsehen und dann das jeweilige Therapieziel dieser Stunde daran orientieren. Wenn Sie beispielsweise angeben, dass Sie am Donnerstag dieser Woche heftige Suizidgedanken hatten, so wird Ihr Therapeut versuchen, genau diese Situation zu verstehen, und mit Ihnen erarbeiten, was Sie in Zukunft tun können, um derartige Situationen besser zu bewältigen.

Diese Tagebuchkarten sind also so etwas wie der Fahrplan für die Zielsetzung in der Einzeltherapie. Wenn Sie erfolgreiche Therapie machen wollen, ist es zu empfehlen, diese Karten ehrlich auszufüllen. Wenn Sie Fortschritte vermeiden wollen, empfiehlt es sich, die Probleme möglichst zu verschleiern ...

Wie kann ich mein Verhalten genauer verstehen? – Die Verhaltensanalysen

Haben Sie sich zusammen mit Ihrem Therapeuten auf eine Situation geeinigt, die Sie verstehen und bearbeiten wollen, so wird Ihr Therapeut Ihnen vorschlagen, gemeinsam eine sogenannte *Verhaltensanalyse* zu erstellen. Unter diesem etwas sperrigen Begriff versteckt sich ein wirklich brauchbares therapeutisches Werkzeug, das sich alle Patienten auch leicht selbst aneignen und einsetzen können.

Arbeitsblatt 2 liefert eine Vorlage für die Durchführung einer Verhaltensanalyse (vgl. Anhang, S. 119).

Gut zu wissen: Was sind Verhaltensanalysen?

Verhaltensanalysen machen unser Erleben und Verhalten verständlicher. Verhaltensanalysen untersuchen, wann dieses Verhalten ausgelöst wird, und wie wir diese Auslöser bewerten. Verhaltensanalysen untersuchen, ob wir hätten anders handeln können, und weshalb wir das nicht getan haben. Und schließlich finden wir heraus, welche Folgen unser Verhalten hatte – auf uns und auf andere. Und wenn wir unser Verhalten verstehen, so fällt es uns meistens leichter, es auch zu verändern.

Versuchen wir dies an einem typischen Borderline-Verhalten zu erläutern:

Fallbeispiel:

Frau Wildfeger ist eine alleinlebende 23-jährige Krankenschwester. Sie arbeitet auf der Intensivstation und ist dort sehr beliebt wegen ihres unermüdlichen Arbeitseifers. Am Wochenende hat sie sich nachmittags gegen 14 Uhr mit Rasierklingen an der Bauchdecke klaffende Wunden zugefügt. Sie hat dies auf der Tagebuchkarte vermerkt (obwohl es ihr ziemlich peinlich war – aber sie hat sich an ihre Therapieregeln erinnert). In der darauffolgenden Therapiestunde, sagen wir am Donnerstag, spricht sie der Therapeut darauf an: Ob sie auch der Meinung ist, dass diese Selbstverletzung ein wichtiges Thema sei, das in dieser Stunde bearbeitet werden sollte. Frau Wildfeger ist sich da nicht so sicher, sie findet das Thema sehr unangenehm und peinlich, sie hält große Stücke auf diesen Therapeuten und möchte gerne, dass er sie in einem guten Licht sieht. Daher wiegelt sie zunächst ab, und meint, das sei kein Problem, sie hätte das schon in Griff, sie würde lieber über einige Probleme am Arbeitsplatz sprechen, dort gäbe es fortwährend Ärger mit der neuen Chefin, die ihr nicht mehr die gewollten Zusatzschichten zuteile. Sie sei es gewöhnt, Überstunden zu machen, und brauche das Geld. Der Therapeut bietet ihr an, dass dieses Thema besprochen werden kann, wenn noch Zeit sei. Er würde sich aber doch gerne an die Regeln der DBT halten, und nun die Situation genauer beleuchten, die zu den Schnittverletzungen geführt hat. Das sollte ihr helfen, dies in Zukunft zu verhindern. Sie einigen sich dann darauf, dass dieses Thema Vorrang habe, und, falls noch Zeit sei, dem Problem am Arbeitsplatz Raum gegeben werde. Gemeinsam erarbeiten sie dann folgende Verhaltensanalyse (vgl. auch Arbeitsblatt 2 im Anhang):

Problemverhalten: Frau Wildfeger hatte sich die Selbstverletzungen im Bad mit einer Rasierklinge zugefügt, die sie immer für solche Fälle in einem kleinen Schränkchen aufbewahrt. Sie hatte sich zunächst oberflächlich an den Armen geritzt. Als dies nicht den erwünschten Effekt brachte, hatte sie beschlossen, sich in den Bauch zu schneiden. Sie hasse diesen Bauch, er sei unansehnlich und fett und schwabbelig. Sie habe dann relativ tief geschnitten, bis eben deutlich Blut gekommen sei. Schmerzen hätte sie keine verspürt. Erst als sie die starke Blutung bemerkt habe, sei sie erschrocken. Sie hätte sich ja nicht ernsthaft gefährden oder gar töten wollen. Die Wunde habe schließlich begonnen intensiv zu bluten. Sie hätte dann notdürftig Mullbinden hineingestopft, das Ganze versucht zu klammern, sich ins Auto gesetzt und ist in die chirurgische Ambulanz gefahren. Das sei ihr extrem unangenehm gewesen, da sie ja in dieser Klinik arbeite und nun befürchte, dass sich dies rumsprechen würde. Vielleicht müsse sie selber jetzt kündigen? In der Chirurgie sei die Wunde dann fachgemäß versorgt worden, sie habe keine Beschwerden, der Wundverlauf sei ordnungsgemäß.

Belastende Bedingungen: Frau Wildfeger berichtet, dass sie in den letzten Wochen beruflich sehr gefordert gewesen sei. Kolleginnen seien erkrankt, sie sei ständig eingesprungen. Sie arbeite eigentlich gerne und viel, der Stress auf der Intensivstation sei für sie eher angenehm – das lenke von ihren eigenen Problemen ab. Sie hätte viele Überstunden gemacht, aber nachts kaum Schlaf gefunden. Maximal drei Stunden pro Nacht. Hinzu käme, dass Sie begonnen habe, täglich ein bis zwei Flaschen Wein zu trinken, um sich „runter zu bringen". Morgens sei sie wie gerädert. Auf Nachfrage gibt sie an, wieder sehr wenig zu essen: Frühstück fällt aus, mittags ein wenig Salat, das tue ihr gut, sie fühle sich energetischer dadurch. Freizeitaktivitäten kenne sie keine, ihr Leben kreise um die Arbeit, das lasse auch keine Zeit für Freundschaften.

Auslöser: Der eigentliche „Auslöser", also der Tropfen, der das „Fass zum Überlaufen gebracht habe", sei dann der Anruf ihrer Mutter gewesen: Sie hätte ihr Vorwürfe gemacht, das mache sie ständig. Es ging wieder mal darum, dass sie keinen Partner habe und „nichts im Leben auf die Reihe bekomme". Sie hätte sich nicht gegen diese Vorwürfe wehren können, habe am Telefon geweint und versucht, die Mutter zu beschwichtigen. Die Mutter aber sei immer ärgerlicher geworden und hätte schließlich wütend aufgelegt.

Inneres Erleben: Nach dem Telefonat habe sie sich bittere Selbstvorwürfe gemacht. Die Vorwürfe der Mutter seien ihr fortwährend durch den Kopf gegangen, sie habe sich wie ein „kompletter Versager" gefühlt. Von niemandem gemocht, eigentlich völlig verlassen. Dann hätte sich langsam dieser Hass auf sich selbst eingestellt, sie hätte eine Flasche Wein entkorkt und begonnen, den Kopf an die Wand zu schlagen, und habe überlegt, sich umzubringen. Schließlich habe sie das alles nicht mehr ausgehalten und sei auf die Idee gekommen, sich zu schneiden. Sie wusste, dass sie sich dadurch Erleichterung verschaffen konnte.

Kurz- und langfristige Folgen: Unmittelbar nach der Selbstverletzung sei es ihr besser gegangen. Sie hätte sich wieder ruhiger und entspannter gefühlt, auch die Selbstvorwürfe wären zurückgegangen. Langfristig drohen jetzt natürlich erhebliche Konsequenzen. Sie habe Angst, den Job zu verlieren. Sie sei bei der Arbeit misstrauisch, ob die Kollegen schon hinter ihrem Rücken tuscheln würden. Jetzt müsse sie ständig grübeln, ob die neue Chefin sie aus diesem Grunde nicht zu mehr Überstunden einteile. Nun, sie arbeite jetzt freiwillig länger, aber das sei schon ziemlich stressig, und nun hätte sie sich auch noch in die Frühschicht einteilen lassen …

Klingt relativ logisch, dieser Ablauf, oder? Und bestimmt kommt Ihnen einiges bekannt vor?

Legt man sich den Ablauf der Ereignisse vor und nach der Selbstverletzung mithilfe dieser Verhaltensanalyse zurecht, so entfaltet sich also ein relativ klares Bild. Natürlich ist die „Wirklichkeit" noch komplexer, und in den seltensten Fällen kann man die vollständige „Wahrheit" erfassen. Aber es wird doch rasch sichtbar, wo die Probleme liegen. Und es wird auch klarer, an welchen Punkten Frau Wildfeger rasch alternative Lösungsmöglichkeiten entwickeln sollte. Und dies ist ja das zentrale Anliegen der DBT. Verhaltenstherapeuten suchen mit ihren Patienten nach konkreten Lösungen. Die Analyse der Probleme ist dazu lediglich die Arbeitsbasis.

Fallbeispiel (Forts.): Was würden Sie Frau Wildfeger raten?

Alternativen: Ein DBT-Therapeut würde zunächst darauf hinarbeiten, dass Frau Wildfeger ein Sicherheitssystem aufbaut, für den Fall, dass sie das nächste Mal in eine derartige Krise gerät. Tiefe Schnittwunden in den Bauch sind gefährlich und können tödliche Folgen haben. Selbst, wenn man das nicht beabsichtigt. Zu diesem Sicherheitssystem gehört zunächst, dass sie die Rasierklingen aus dem Hause entfernt. Sie sollte möglichst keinen Alkohol im Haus haben. Und sie wird eine Liste mit Telefonnummern erstellen, die sie anrufen kann, wenn sie sich wieder derart in die Enge getrieben fühlt. Zudem benötigt Frau Wildfeger einen „Notfall-Koffer“, in den wichtige Skills gepackt werden, die ihr helfen, eine derartige Krise in Zukunft zu überwinden.

Im zweiten Schritt zielt der Therapeut auf eine Verbesserung der belastenden Bedingungen:

- Wie kann sie mit der Chefin sprechen und um geregelte Arbeitszeiten bitten? – Das wird im Rollenspiel geübt!
- Wie kann sie ihren Alkoholkonsum abbauen und für geregeltes Essen sorgen?
- Wie kann der Schlaf verbessert werden?
- Wie kann sie ein Netzwerk an Bekannten aufbauen, um die tote Zeit außerhalb der Arbeit mit Sinn und Leben zu erfüllen.

Der dritte Schritt wird schließlich das Problem mit der Mutter aufgreifen. Hier wird es zunächst darum gehen, das Gefühl von Wut und Ärger über das übergriffige Verhalten der Mutter zuzulassen. Das ist nicht einfach, denn Frau Wildfeger hat früh gelernt, dass sie „eine Plage“ ist, und die Mutter schrecklich unter ihr zu leiden hat. Ja, „dass sie das komplette Leben der Mutter zerstört“. Wie also kann man da wütend werden, wo man doch schuld daran ist, dass es der Mutter so schlecht geht? Jetzt geht es darum

- diese alten Erfahrungen zu überprüfen,
- Wut und Ärger zuzulassen und zu lernen, dass man davon nicht „böse“ oder unkontrollierbar wird,
- zu trainieren, wie man sich der Mutter gegenüber abgrenzen kann, ohne diese zu verletzen.

Und schließlich wird der Therapeut sein Augenmerk darauf legen, wie Frau Wildfeger ihr Selbstwertgefühl so verbessern kann, dass derartige

Vorwürfe nicht mehr auf so „fruchtbaren Boden“ fallen. Sie ahnen es, diese letzten Schritte brauchen Zeit, man kann Selbstwert nicht auf Rezept verschreiben. Aber solange Frau Wildfeger Gefahr läuft, erneut mit tiefen Schnittwunden in der Notfallambulanz aufzutauchen, wird der Selbstwert mit Sicherheit nicht besser.

Sie sehen, all diese Aufgaben entwickeln sich sehr logisch und präzise aus einer einzigen guten Verhaltensanalyse.

4.3.2 Struktur der DBT

Die meisten Borderline-Patienten haben eine Fülle von Problemen, die zwar alle sehr drängend sind, aber kaum alle gleichzeitig behandelt werden können. Es ist schlicht unmöglich, gleichzeitig zu lernen, was man gegen drängende Suizidideen tun kann, wie man Alpträume besänftigt, wie man seine Angst vor größeren Menschengruppen und die Angst vor dem Alleinsein los wird, wie man seinen Körper besser akzeptiert und wie man sich vernünftig auf Prüfungen vorbereiten kann. Die DBT hat deshalb eine klare Struktur entwickelt, die festlegt, in welcher Reihenfolge die jeweiligen Probleme bearbeitet werden sollten. Auch diese Struktur ist nicht in Stein gemeißelt, sie ist ein Vorschlag und Sie können natürlich mitbestimmen. Trotzdem ist es ganz hilfreich, wenn man eine bestimmte Reihenfolge einhält. Die DBT gliedert diese Struktur in sogenannte Behandlungsstadien (vgl. Tabelle 3). Selbstverständlich müssen nicht alle Stadien von allen Patientinnen durchlaufen werden.

Während der *Vorbereitung* wird also zunächst die Diagnostik durchgeführt und das jeweilige Ergebnis mitgeteilt. Nach der Aufklärung über das Krankheitsbild und der Vermittlung der grundlegenden Regeln und Arbeitsweisen der DBT sollte man sich schon in der Vorbereitungsphase auf die wichtigsten Therapieziele einigen. Es folgt die Abklärung früherer Therapieabbrüche und Suizidversuche und schließlich handelt man den Therapievertrag aus. Der Non-Suizidvertrag ist Bestandteil davon. All das ist oben schon beschrieben worden.

Tabelle 3: Behandlungsstadien der DBT

Vorbereitung	– Diagnostik – Aufklärung über das Störungsbild – Erfassen von lebensbedrohlichen und krisenerzeugenden Verhaltensmustern – Klärung der gemeinsamen Behandlungsziele – Aufklärung über die DBT – Behandlungsvertrag, Non-Suizidvertrag – Letzter Suizidversuch? – Letzter Therapieabbruch?
1. Therapiestadium (Stage I): Schwerwiegende Probleme im Handeln	– Verbesserung der Überlebensfertigkeiten (Umgang mit krisenerzeugendem Verhalten) – Verbesserung der Mitwirkung bei der Therapie – Behandlungen von sehr schwerwiegenden psychischen Störungen, oder Problemen, die normale berufliche Tätigkeiten verhindern
2. Therapiestadium (Stage II): Probleme des emotionalen Erlebens	– Verbesserung der beruflichen und partnerschaftlichen Situation – Behandlung von anderen psychischen Störungen und Problemen – Verbesserung von borderline-typischen emotionalen Problemen wie Einsamkeit, Selbsthass, Angst vor Verlassenheit usw.
3. Therapiestadium (Stage III) : Probleme mit der Sinnerfülltheit	– Verbesserung der Lebensbejahung

Während des *ersten Therapiestadiums (Stage I)* orientiert sich der Therapeut an der durch die DBT festgelegten Reihenfolge:

- An erster Stelle sollten immer, wenn sie auftreten, *lebensgefährliche Problemverhaltensweisen* behandelt werden. Dazu gehören Suizidversuche, schwerwiegende Selbstverletzungen, das Unterlassen von medizinisch notwendigen Behandlungen und Hochrisikoverhalten. Hinzu kommt sogenanntes *krisenerzeugendes Verhalten,* also Muster, die immer wieder zu einer Verschlechterung und Bedrohung der sozialen Situation führen und damit auch die Fortsetzung der Therapie gefährden. Hierunter fallen etwa aggressive Durchbrüche, Straftaten, die zur Inhaftierung führen können, Vernachlässigung von Erziehungsaufgaben, die das Jugendamt tätig werden lassen, und andere Probleme, die möglicherweise zu einem Therapieabbruch führen.

- An zweiter Stelle der Hierarchie sind Verhaltensmuster, die den *Fortschritt der Therapie* beeinträchtigen. Diese Probleme können von Patientinnen ausgehen oder auch vom Therapeuten oder der jeweiligen Umgebung: Wenn eine Patientin sich etwa weigert, die Tagebuchkarten auszufüllen oder in der Therapiestunde fortwährend schweigt; wenn ein Therapeut seine Aufzeichnungen verliert oder den Piepser während der Sitzung anhat; all dies ist therapiestörendes Verhalten.
- Sind keine derartigen Probleme vorhanden, so kann sich der Therapeut mit *schwerwiegenden psychischen Problemen* beschäftigen. Allerdings nur dann, wenn diese so ausgeprägt sind, dass sie die Arbeit an der Verbesserung der sozialen (also beruflichen und partnerschaftliche) Erfüllung behindern. Dies kann zum Beispiel bei einer Posttraumatischen Erkrankung (PTBS), bei Drogen- und Alkoholmissbrauch, bei einer schweren sozialen Phobien oder – in seltenen Fällen – auch bei sehr schweren Essstörungen der Fall sein.

Die Verbesserung der sozialen Integration ist auch während des *zweiten Therapiestadiums (Stage II)* am wichtigsten. Das Augenmerk während dieser Therapiephase liegt weniger auf dem Abbau von Problemverhalten, sondern stärker im *Aufbau von langfristig sozial günstigem Verhalten.* Wann immer Probleme im Rahmen der Ausbildung/des Arbeitsplatzes auftauchen, sollten diese vorrangig behandelt werden. An zweiter Stelle während dieser Phase steht die Bearbeitung von anderen psychischen Symptomen. Die Bearbeitung von borderline-typischem Erleben wie *Einsamkeit, Angst verlassen zu werden, Selbsthass, gestörtes Körpergefühl* etc. steht am Ende der Liste. Dies soll nicht heißen, dass die Bearbeitung dieser Aspekte nicht von hoher Wichtigkeit wäre! Das Motto heißt vielmehr: „Vom Überleben zum erfüllten Leben“. Es hat sich gezeigt, dass die Bearbeitung dieser Probleme nur dann erfolgreich ist, wenn zunächst die Kontrolle über krisenerzeugendes Verhalten erlernt ist und auch tragfähige soziale Bedingungen erarbeitet wurden. Unter diesen Bedingungen sollte dann eins ins andere greifen.

Das *dritte Therapiestadium (Stage III)* schließlich umfasst eher *generelle Themen* der Lebensführung. Aber auch hier sind einige borderline-typische Probleme zu benennen. Etwa Schwierigkeiten der Akzeptanz von traumatisch erlebter Vergangenheit, Entwicklung von Demut gegenüber unveränderbaren Dingen, Freude an Verantwortung, Versöhnung mit eigenen Schwächen und der Vergänglichkeit.

4.3.2 Skillstraining

Skills ist der englische Begriff für Fertigkeiten. Da dies etwas sperrig klingt, bevorzugen die meisten Patienten das Wort „Skills“.

Merke: Was verstehen wir unter Skills?

Skills sind Fertigkeiten, also hilfreiche Gedanken oder Handlungen: Sie werden eingesetzt, um Situationen oder Probleme zu bewältigen oder um Ziele zu erreichen – ohne dass dadurch längerfristig Schaden entsteht. Alle Menschen, auch Borderline-Patienten, verfügen über Skills. Die meisten Menschen wissen das nicht und setzen diese Skills automatisch ein. Borderline-Patienten haben meistens mehr Probleme als andere, sie sollten daher auch über mehr und bessere Skills verfügen, um diese zu lösen. Es ist hilfreich, sich diese Fertigkeiten bewusst zu machen, um sie im Notfall auch gezielt einzusetzen.

Das Skillstraining vermittelt genau die Fertigkeiten, die sich für Borderline-Patienten als nützlich erwiesen haben.

4.3.2.1 Wie lernt man Skills?

Als Marsha Linehan die DBT entwickelte, wusste sie, dass die Skills sehr wichtig sind. Man kann sie nicht einfach in der Einzeltherapie lernen: Hier droht immer die Gefahr, dass die Skills „untergehen“. Studien haben gezeigt, dass die Wirkung der DBT sehr davon abhängt, ob die Betroffenen Skills lernen und ob sie diese auch tatsächlich im Alltag anwenden. Am besten eignet sich eine Gruppentherapie, um Skills zu erlernen. Die Skills-Gruppen werden parallel zur Einzeltherapie angeboten – dies ist sicherlich die beste Form. Es gibt aber auch andere Möglichkeiten, um Skills zu lernen: Wir haben in den letzten Jahren eine Selbsthilfe-CD-ROM entwickelt (Bohus & Wolf, 2009), mit deren Hilfe man sich auf die Skills-Gruppe gut vorbereiten oder auch den Stoff nacharbeiten kann, wenn man wieder mal zu angespannt oder dissoziiert war, um sich irgendetwas zu merken. Diese CD-ROM ist in jedem Buchladen oder über Internetbuchhändler erhältlich. Mithilfe der CD-ROM kann man sich (im Notfall, also wenn keine Gruppe zur Verfügung steht), die Skills auch selbst erarbeiten. Auch muss der Einzeltherapeut nicht unbedingt eine DBT-Ausbildung haben, aber es ist schon sehr hilfreich, wenn er Sie bei der Umsetzung der Skills unterstützt. Sie sollten ihn darum bitten bzw. dies einfordern. Es ist Ihre Therapie, sorgen Sie dafür, dass sie optimal verläuft!

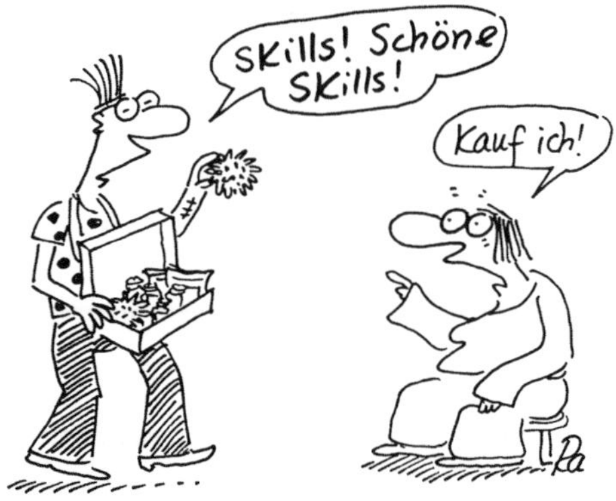

Für diejenigen, die eine Skills-Gruppe besuchen oder sich mit dem Gedanken daran tragen, seien hier kurz die Grundzüge und Regeln erläutert: Ein- bis zweimal die Woche treffen sich sechs bis acht Borderline-Patienten, um unter Anleitung von zwei Therapeuten Skills zu lernen: Zu Beginn jeder Gruppensitzung berichten alle über ihre „Trainingsaufgaben". Nach einer kurzen Pause werden neue Skills erklärt und schließlich neue „Trainingsaufgaben" aufgegeben. Klingt nach Arbeit? Ja und nein. Das Erlernen von Skills erinnert an das Erlernen eines Instruments: Zu Beginn ist dies sehr mühsam, klingt oft hölzern, abgehackt und ein wenig peinlich. Insbesondere, wenn man sich mit anderen vergleicht, die dieses Instrument schon einige Jahre spielen. Wenn Sie aber regelmäßig üben, werden Sie bald merken, dass sich etwas mehr Leichtigkeit einstellt, dass das Ganze harmonischer wird und beginnt, Sie zu tragen. Irgendwann wird der Zeitpunkt kommen, da fließen die Finger wie von selbst über die Tasten oder Saiten. Also, natürlich ist es Arbeit, neue Fertigkeiten zu erlernen – und noch mehr Arbeit ist es, diese auch im Alltag umzusetzen. Aber wenn Sie wirklich etwas in Ihrem Leben und Erleben ändern wollen, so müssen Sie hart arbeiten.

Die meisten Menschen setzen Skills ganz automatisch ein und kommen damit gut zurecht. Die meisten Menschen haben auch keine Störungen der Emotionsregulation. Borderline-Patienten benötigen eigentlich mehr und bessere Skills als andere Menschen, verfügen jedoch meist über weniger oder schlecht wirksame Skills oder sie wenden sie nicht an, wenn sie unter Stress geraten. Deshalb müssen sie sich stärker anstrengen und härter arbeiten als andere. Natürlich ist dies ungerecht. Aber wie viel Zeit wollen Sie noch damit verbringen, sich darüber zu beklagen, dass dies ungerecht ist, statt die Ärmel hochzukrempeln und anzufangen, ihr Leben in Griff zu bekommen?

Keine Angst: Sie sind nicht alleine. Der Vorteil an den Skills-Gruppen ist, dass Sie Leidens- und Weggenossen finden werden, die diesen neuen Weg mit Ihnen gehen.

Welche Regeln gelten in der Skills-Gruppe?

- Wie in jeder DBT-Therapie unterschreiben Sie den Non-Suizidvertrag (siehe oben).
- Sie verpflichten sich, pünktlich und regelmäßig zu kommen.
- Sie verpflichten sich, andere nicht mit Suizidplänen zu ängstigen (diese sollten Sie ausschließlich mit Ihrem Therapeuten besprechen!).
- Sie verpflichten sich, dass Sie, falls Sie von Suizidplänen (und nur von diesen) anderer erfahren, diese an die Gruppenleiter weiterleiten.
- Sie verpflichten sich, die Trainingsaufgaben zu machen, und falls das mal nicht klappen sollte, daran zu arbeiten, dass das in Zukunft funktioniert.
- Sie unterstützen andere dabei, Fortschritte zu machen.
- Sie nehmen die Unterstützung anderer an, auch wenn Sie zunächst das Gefühl haben, Sie hätten dies nicht verdient …

Skills-Gruppen sind keine Selbsterfahrungsgruppen, sondern eine Art „Volkshochschule“ für Borderline-Patientinnen. Es geht also nicht darum, sich gegenseitig das Leben zur Hölle zu machen, sondern darum, eine möglichst unterstützende und wohlwollende Atmosphäre zu schaffen. Sie werden davon profitieren. Wenn Sie sich dabei ertappen, dass Sie um die Aufmerksamkeit der Therapeutinnen kämpfen, indem Sie sich möglichst hilflos darstellen und möglichst von Ihrer kränkesten Seite zeigen – wenn Sie also um den Platz der „schwarzen Königin“ kämpfen (so nennen DBT-

Therapeuten und Patienten manchmal den unseligen Wettkampf um die Position der kränksten Patientin) – versuchen Sie, darüber zu lächeln. Sie haben vielleicht einmal gelernt, dass Leiden mit Aufmerksamkeit und Zuwendung belohnt wird – in Ihrer Familie, in den Psychiatrien, bei früheren Therapeuten. Natürlich brauchen Sie Aufmerksamkeit und Zuwendung. Jeder Mensch benötigt dies. Es geht nur darum, sich bei dem Versuch, diese zu erlangen, nicht selbst zu zerstören – Sie haben bereits einen zu hohen Preis bezahlt. In den Skills-Gruppen wird der Versuch, sich aus dieser Hölle herauszuarbeiten mit Aufmerksamkeit und Zuwendung belohnt. Eine andere Grube, die man sich graben kann, ist die „Ich bin die Blödeste von allen“-Falle: Viele Borderline-Patientinnen haben in Ihrer Geschichte zu wenig Wertschätzung erfahren und viele haben schwerwiegende Enttäuschungen und Demütigungen erleben müssen. Man kann also gut verstehen, dass sie sich nicht als besonders klug und attraktiv einschätzen. Und wenn man sich blöder stellt, als man ist, so läuft man schon mal nicht Gefahr, dass man von anderen abgewertet wird. Nur, man zahlt einen sehr hohen Preis: Allmählich glaubt man das auch selbst und so wird man mit der Zeit alle Situationen meiden, in denen man gefordert ist: „Vor lauter Angst, sich zu blamieren, hat man aufgehört, das Leben zu probieren“.

Eine der erfolgreichsten Techniken, sich gründlich blöd zu fühlen, ist, sich immer mit den Besten zu vergleichen. Es gibt immer jemanden, der schlauer, attraktiver, frecher, stärker, beliebter, erfolgreicher etc. ist. Es gibt also immer Gründe, sich dümmer, unattraktiver, scheuer, beschämter usw. einzuschätzen. Man kann sich aber auch aufraffen und sagen: „Wenn ich mich selbst weiterhin als blöd, unattraktiv und unwert einschätze, dann haben all die gesiegt, die mir meine Kindheit und Jugend zur Hölle gemacht haben.“ Wollen Sie das? Geben Sie sich einen Ruck: Wann immer Sie sich dabei ertappen, dass Sie sich selber schlecht machen und in Ihren Sumpf zurückziehen wollen, sagen Sie sich: „Das kenn ich, das sind meine alten Gedanken, heute handle ich mal genau entgegengesetzt, heute probiere ich mal was aus. Ich muss mich nicht mit den Besten vergleichen, ich habe auch meine starken Seiten.“ (Wenn Sie mehr über dieses Thema wissen möchten, so können Sie das „Modul Selbstwertsteigerung“ auf der oben erwähnten Skills-CD-ROM durcharbeiten.)

Und nun zu den Inhalten des Skillstrainings.

Das Skills-Training gliedert sich in 5 Module:

1. Achtsamkeit
2. Stresstoleranz
3. Umgang mit Gefühlen
4. Zwischenmenschliche Fertigkeiten
5. Selbstwertsteigerung

4.3.2.2 Skills-Modul 1: Innere Achtsamkeit

Die Übungen zur *Verbesserung der inneren Achtsamkeit* stammen weitgehend aus der Tradition der Zen-Meditation und werden heute in vielen psychotherapeutischen Programmen eingesetzt. Diese Übungen haben im Wesentlichen zwei Bedeutungen: Zum einen verbessern sie unsere Wahrnehmung für unsere momentanen Gefühle, Gedanken und Körpersignale. Das heißt, durch Achtsamkeitsübungen entsteht eine Art „Innere Beobachter-Position", welche in freundlicher Distanz die Geschehnisse in unserem Kopf und in unserem Körper wahrnimmt und beschreibt. Dies nimmt unseren Emotionen etwas „Wind aus den Segeln". Das heißt, wir entwickeln eine Art wohlwollende Distanz zu unseren Gedanken und Gefühlen. „Wir sind nicht Gefühle, wir haben Gefühle und diese kommen und gehen wie Wolken am Himmel." Gerade Menschen mit Borderline-Störungen, deren Emotionen ja häufig sehr stark und sehr dominierend sind, profitieren von diesen Übungen zur inneren Distanzierung oft erheblich.

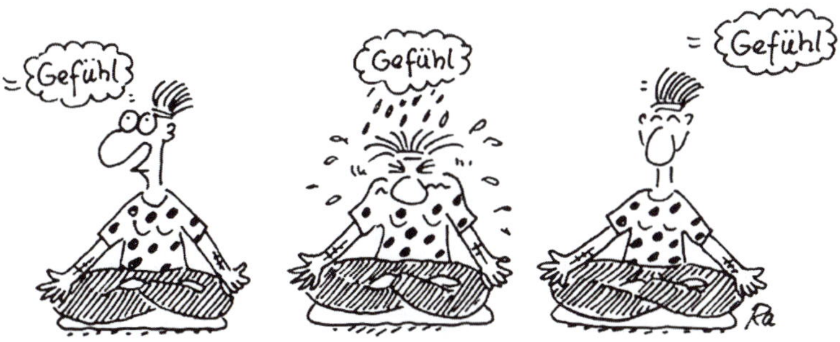

Der zweite Aspekt ist die Verbesserung von Akzeptanz: Übungen zur Achtsamkeit trainieren unsere Fähigkeit, auch unangenehme Dinge auszuhalten, indem wir lernen, zu akzeptieren, dass sie da sind, ohne sie unbedingt gut zu heißen (vgl. Tabelle 4). Das klingt auf den ersten Blick etwas widersprüchlich. Aber wie sollen wir einen platten Hinterreifen reparieren, ohne zunächst einmal zu akzeptieren, dass er ein Loch hat? Dies betrifft auch unsere Vergangenheit. Die meisten Borderline-Patienten haben sehr unangenehme Erfahrungen gemacht – je mehr Sie sich gegen diese gemachten Erfahrungen wehren („Das hätte mir einfach nicht passieren dürfen"), desto mehr Macht hat die Vergangenheit über Sie. Nachdem die Vergangenheit nicht zu verändern ist (auch nicht durch Psychotherapie!), ist es hilfreich, zu akzeptieren, dass die Dinge geschehen sind, wie sie geschehen sind, ohne dass wir dabei unsere Bewertung darüber verändern müssen. Auch der Holocaust ist geschehen – und niemand kann das ändern. Aber wenn jemand ausschließlich darauf beharrt, dass dies niemals hätte geschehen dürfen, so wird er Schwierigkeiten haben, dessen Folgen zu verstehen und zu steuern.

Tabelle 4: Beispiele für Achtsamkeitsübungen

Das rohe Ei	Nehmen Sie ein rohes Ei und versuchen Sie, dieses Ei auf einer glatten Tischplatte zum Stehen zu bringen. Arbeiten Sie so lange daran, bis es steht. Beobachten Sie dabei Ihre Gedanken („Das klappt nie", „Ich habe ein besonders doofes Ei", „Ich bin zu blöd dazu", „Was soll diese Übung?") und machen Sie weiter, bis das Ei steht.
Die Kamera	Setzen Sie sich auf eine Bank an einem belebten Platz und nehmen Sie sich zehn Minuten Zeit. Weder neun Minuten, noch elf Minuten, genau zehn Minuten. Stellen Sie sich vor, Ihr Kopf wäre eine Kamera und Ihre Augen das Objektiv. Sie „filmen" alles, was Sie sehen. Und Sie beobachten, was Sie filmen, als ob Ihnen im Kino alles gezeigt wird. Sie haben den Film noch nie gesehen, alles ist neu und alles passiert genau ein einziges Mal, und dann nie wieder. Wenn Sie abgelenkt werden oder beginnen, Ihre Urteile über die Leute zu machen, bemerken Sie dies, lächeln Sie darüber, und konzentrieren Sie sich wieder auf Ihren Film. Diese Übung können Sie natürlich an verschiedenen Orten durchführen. Wenn Sie Angst vor Menschen haben, besteht die Möglichkeit, dass Sie sich zunächst einen ruhigen Platz suchen. Erst später, wenn Sie gelernt haben, Gefühle kommen und gehen zu lassen, können Sie die Kamera-Übung an „interessantere" Plätze verlegen.

Tabelle 4: (Fortsetzung)

Beobachten Sie Ihren Atem	Nehmen Sie sich zehn Minuten Zeit und setzen Sie sich bequem hin. Sie können auf einem Stuhl sitzen oder auf einem Sitzkissen. Achten Sie darauf, dass Ihre Wirbelsäule aufrecht ist und sich ohne Anstrengung selbst trägt. Die Hände ruhen auf den Oberschenkeln. Sie können die Augen offen halten oder schließen, wie es Ihnen angenehmer ist. Nun konzentrieren Sie sich auf Ihren Atem. Beobachten Sie, wie der Atem in Ihren Körper hineinströmt und wie er wieder hinausströmt. Beobachten Sie, wohin sich Ihr Atem ausbreitet und wie sich Ihr Körper mit der Atmung verändert. Begleiten Sie Ihren Atem mit all Ihrer Aufmerksamkeit. Wenn Ihnen Gedanken kommen oder Gefühle, lächeln Sie ihnen zu und lassen Sie sie gehen.
Die Reporterin	Nehmen Sie sich 15 Minuten Zeit, stellen Sie Ihren Küchenwecker. Gehen Sie an einen belebten Ort. Nehmen Sie ein Diktiergerät oder einen Kassettenrekorder mit Mikrophon mit. Notfalls geht es auch ohne alles. Stellen Sie sich vor, Sie sind eine Star-Journalistin. Sie wurden aus der Umlaufbahn des 2. Andromeda-Nebels auf die Erde gebeamt. Sie sind gut vorbereitet und sehen aus wie ein normaler Mensch, na ja, ziemlich – jedenfalls merkt kaum ein Mensch, dass Sie von einem anderen Stern kommen. Sie machen eine Reportage für die Leute zu Hause. Sie beschreiben sehr genau, was Sie sehen, ohne die üblichen Bedeutungszusammenhänge zu kennen (schließlich sind Sie All-Touristin!). Trotzdem möchten Ihre Leute dort oben zum Beispiel genau erklärt haben, was ein Anzug ist oder ein Nabel-Piercing, auch über Autos und ähnlichen Quatsch haben die sich nie Gedanken gemacht. Und was ist bitte eine Plastiktüte auf der L I D L steht?
Gedanken-Kino	Nehmen Sie sich fünf Minuten Zeit, stellen Sie wieder Ihren Küchenwecker (es gibt mittlerweile auch prima Apps). Sagen Sie sich laut ein beliebiges Stichwort (z. B. Blume, Ferien, Äste, Kaktus) und beobachten Sie genau, welche Gedanken zu diesem Stichwort auftauchen. Gehen Sie diesen Gedanken nicht nach, lassen Sie sie kommen und gehen, wie Bilder im Kino – dort können Sie auch nicht eingreifen. Mit der Zeit können Sie experimentieren: Wählen Sie Wörter, die Sie näher berühren (z. B. Frau, Ich, Mutter usw.). Sie ahnen es: Es geht darum, sich nicht von den einfallenden Gedanken mitnehmen zu lassen, sondern diese lediglich zu beobachten. Sie sollen Meisterin darin werden, Ihre Gedanken auf einer Leinwand zu besichtigen.

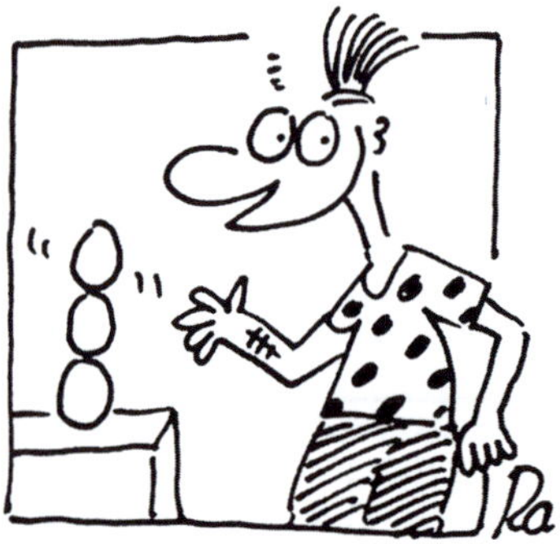

Sie merken, diese Übungen sind an sich einfach, aber man muss sich dazu überreden, sie täglich durchzuführen. Achtsamkeitsübungen entfalten Ihre Wirksamkeit erst nach drei bis vier Wochen.

4.3.2.3 Skills-Modul 2: Stresstoleranz

Diese Fertigkeiten gliedern sich in zwei Gruppen, nämlich in „Skills zur Krisenbewältigung“ (Gruppe 1) und in „Skills zum Annehmen der Realität und zum Aufbau von Verantwortung“ (Gruppe 2).

Skills zur Krisenbewältigung: Diese Skills können Sie anwenden, um Krisen und Hochstressphasen zu bewältigen, ohne auf die alten, erlernten problematischen (d.h. langfristig schädliche) Verhaltensmuster zurückzugreifen. Unter starkem Stress sind die Urteilsfähigkeit und die Fähigkeit zum Lösen von Problemen stark eingeschränkt. Daher sollte man lernen, das Ausmaß der inneren Anspannung genau einzuschätzen. Und davon hängt es ab, welche Skills zum Einsatz kommen.

Man kann die innere Anspannung auf einer Skala zwischen 0 und 9 einschätzen, wobei der Wert 7 als innerer Maßstab steht: Dieser Wert ist immer dann gegeben, wenn die Anspannung so stark ist, dass Sie an nichts anderes mehr denken können als daran, diesen Zustand so rasch wie möglich zu beenden.

Das Arbeitsblatt 3 (vgl. Anhang, S. 122) kann benutzt werden, um die innere Anspannung zunächst in relativ kurzen Zeitabständen einzuschätzen.

Was tun unter Hochstress?

Ist der Wert 7 überschritten, stehen Sie unter Hochstress. Das heißt, Ihr Denken funktioniert nicht mehr richtig, und die meisten Dinge, die Ihnen jetzt durch den Kopf fahren, können ziemlich unangenehme Folgen haben.

Jetzt helfen *intensive sinnliche Reize!* Also etwa starke Schmerzreize (durch Druck auf Schmerzpunkte), Eiswürfel im Mund, Chilischoten, Finalgon-Salbe oder auch starke optische oder akustische Reize. Auf der oben erwähnten Selbsthilfe-CD-ROM (Bohus & Wolf, 2009) sowie auf der Internetseite http://www.skillsshop.ch werden zahlreiche derartiger Skills vorgeschlagen, die von Borderline-Patienten erprobt und für gut befunden wurden (vgl. auch Tabelle 5).

Diese Stresstoleranz-Skills sollten allerdings nur so lange praktiziert werden, bis die Spannung wieder unter den Wert 7 gesunken ist. Sie merken das daran, dass Sie wieder einigermaßen klar denken können. Das Ziel der Stresstoleranz-Skills ist das gleiche wie das bei selbstschädigendem Verhalten, nämlich der Abbau von extremem Stress. Der Unterschied ist jedoch, dass die Skills zu keinen langfristig schädlichen Konsequenzen führen. Leider ist es wesentlich einfacher, auf das Schneiden als kurzfristig sehr wirksames und zuverlässig verfügbares Mittel zurückzugreifen. Es gehört schon etwas Mut, Übung, und Ausdauer dazu, sich hier einen neuen Weg zu erarbeiten und vertraut zu machen. Viele Patientinnen haben sich dazu entschlossen, zwei bis drei der wirksamsten Stresstoleranz-Skills in einem *Notfallkoffer* permanent bei sich zu führen. Auf lange Sicht können sich Borderline-Patientinnen trainieren, bereits die Frühwarnzeichen von steigender Anspannung wahrzunehmen. Doch Achtung! Stresstoleranz-Skills lösen nicht all Ihre Probleme. Sie versetzen Sie lediglich wieder in die Lage, klar zu denken und zu handeln – und Ihre Probleme zu lösen. Auf lange Sicht ist es viel wichtiger, Ihre Gefühlsregulation zu verbessern und Ihr zwischenmenschliches Verhalten sowie nicht zuletzt den Selbstwert!

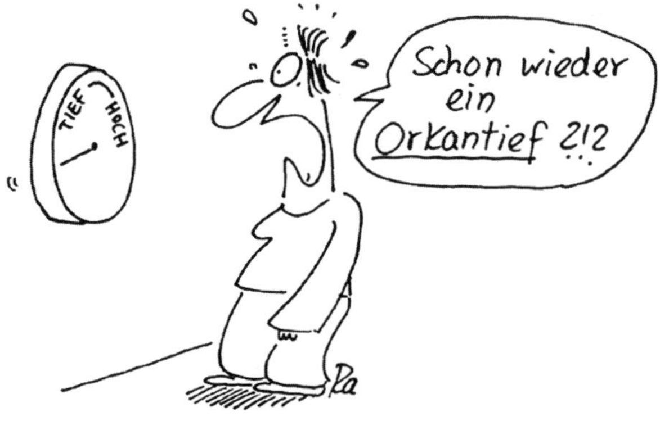

Tabelle 5: Skills zum Abbau von Hochstress

Schmecken	– Chilischoten oder frischen Ingwer kauen – Scharfe Sushi-Saucen in den Mund nehmen – In frischen Meerrettich beißen – Unaufgelöste Vitamin-Brausetabletten in den Mund nehmen und langsam zergehen lassen – „Saure Süßigkeiten“ kauen oder zergehen lassen – Fischerman's Friend lutschen – „Airwaves“ oder andere Kaugummis kauen – Frischen Zitronensaft trinken – Scharfe Zahnpasta in den Mund
Hören	– Laute, knallende oder pfeifende Geräusche direkt an Ihrem Ohr produzieren – Den Kopfhörer aufsetzen und aufmunternde, rhythmische Musik hören
Sehen	– Nach oben blicken, einen Punkt fixieren und den Kopf langsam nach links und rechts drehen – Den Zeiger eines Metronoms beobachten – Ein einfaches „Jump and run“-Computerspiel wie Tetris oder Packman spielen (Beachten Sie, dass der Monitor über Ihrer horizontalen Augenachse steht)
Riechen	– Eine Prise scharfen Schnupftabak schnupfen – Ammoniak zufächeln – Japanisches Heilpflanzenöl oder „Olbas“ – Meerrettich im Glas – Sambal Olek – Eukalyptus-Erfrischungstücher – Tigerbalm/Tigerbalsam
Spüren	– Eiswürfel oder Coolpacks auf die Haut legen – Kältespray auftragen – Finalgonsalbe auf die Haut Igelball über die Haut rollen – Füße über Massagestab abrollen – Auf spitzen Kieselsteinen laufen

Krisenbewältigung Schritt für Schritt

Das Wichtigste zuerst: Krisen sind bei Borderline-Patienten vergleichbar mit Regentagen im deutschen Sommer: Man kann sich fürchterlich darüber aufregen, man kann sich beschweren, man kann sich völlig überrascht zeigen, dass es so etwas gibt. Man kann sich aber auch von vorneherein darauf einstellen und dann entsprechend damit umgehen. Wenn es draußen regnet und Sie müssen aus dem Haus, so tun Sie gut daran, zunächst zu akzeptieren, dass es regnet. Dann ziehen sie eine Regenjacke an oder suchen den Schirm. Sie können sich auch aufregen „Das darf doch nicht wahr sein, schon wieder Regen“ und im T-Shirt nach draußen laufen.

Übersetzt in die Krisensituation bedeutet dies:

1. Der *erste Schritt* ist die Akzeptanz: „Dies ist jetzt eine Krise.“
2. Im *zweiten Schritt* geht es darum, Ruhe zu bewahren: „Was habe ich gelernt, was zu tun ist?“
   - Machen Sie einen Schritt nach dem anderen!
   - Bewegen Sie sich wie im Auge eines Hurrikans!
   - Bis jetzt haben Sie ja alles überstanden, die wirklichen Katastrophen finden nur in Ihrem Kopf statt.
3. Im *dritten Schritt* sollte man sich an die Spannungsskala erinnern: „Wie hoch ist meine Anspannung jetzt?
4. Der *vierte Schritt* ist die Anwendung von Skills.

Während Hochstress (Wert über 7 auf einer Skala von 0 bis 9) helfen starke sinnliche Reize (sollten im Notfallkoffer sein, vgl. Tabelle 5). Bei einem Wert unter 7 helfen die in Tabelle 6 dargestellten Skills.

Tabelle 6: Skills zur Veränderung von kritischen Augenblicken und krisenhaften Situationen

Fantasie	Menschen können ihre Fantasie einsetzen, um sich positive Ereignisse zu schaffen. Sie können z. B. eine Fantasiereise machen, einen sicheren Ort besuchen, Reiseführer oder Erinnerungsfotos anschauen.
Sinngebung	Sinngebung bedeutet, in sehr unangenehmen Situationen einen tieferen Sinn zu suchen. Jede angstvolle Situation, die Sie bewältigen, wird Sie stärken. Der „Sinn“ der Angst, kann also sein, Sie auf schwierigere Aufgaben vorzubereiten. Richten Sie Ihre Aufmerksamkeit auf alle positiven Aspekte der schmerzlichen Situation.
Entspannung	Nehmen Sie eine entspannte, aufrechte Haltung ein, drehen Sie die Handflächen nach vorne, entspannen Sie die Gesichtsmuskulatur zu einem sanften Lächeln. Achten Sie auf Ihren Atem. Am besten gelingt dies beim Gehen.

Tabelle 6: (Fortsetzung)

Kurzurlaub	Ein Kurzurlaub soll Ihnen helfen, den anstrengenden Alltag zu unterbrechen und für eine begrenzte Zeit, komplett etwas anderes zu machen. Wenn Sie z. B. am Lernen sind und unkonzentriert werden, so nutzt es nicht viel, wenn Sie sich zu noch mehr Aufmerksamkeit zwingen. Hilfreicher ist es, einen Wecker auf 10 Minuten zu stellen, einen Kaffee zuzubereiten und eine leichte Musik aufzulegen.
Selbst-ermutigen	Wenn es nicht gut läuft, brauchen wir Selbstermutigung, d. h. Sätze, die wir uns selbst sagen und die uns in schwierigen Momenten ermutigen. Wie fühlen Sie sich zum Beispiel, wenn Sie sagen: „Ich kann es aushalten!“, „Ich habe schon ähnliche Situationen bewältigt, es wird nicht ewig dauern“, „Ich tue das Beste, was ich kann.“
Konzentration auf den Augenblick	Ihre gesamte Aufmerksamkeit auf diesen einen Augenblick bündeln, diesen Augenblick mit allen Sinnen wahrnehmen.
Gebet und Meditation	Gebet und Meditation heißt, dass Sie Ihr Herz einem höheren Wesen, größerer Weisheit oder Gott öffnen. Bitten Sie sie um Kraft, zeigen Sie Vertrauen, dass diese größere Weisheit die Dinge in die Hand nimmt.

Skills zum Annehmen der Realität und zum Aufbau von Verantwortung. Neben diesen kurzwirksamen Skills zur Bewältigung von kritischen Momenten und Hochstress werden im Modul Stresstoleranz noch vier *längerfristig wirksame Fertigkeiten* zur Vermeidung von Krisen angeboten (vgl. Tabelle 7). Diese Skills sind hilfreich auf dem Weg zum Annehmen der Realität und der Verantwortung für Ihr neues Leben. Diese Skills wirken also eher vorbeugend und geben Ihnen Kraft, ein neues Leben zu meistern. Das Leben ist so, wie es ist. Es wurde Ihnen geschenkt, Sie stehen mitten drin. Es ist hilfreich, die Realität so anzunehmen, wie sie ist. Wenn Sie nicht auf Dauer von psychiatrischer Hilfe abhängig bleiben wollen, müssen Sie die Verantwortung für Ihr eigenes Leben

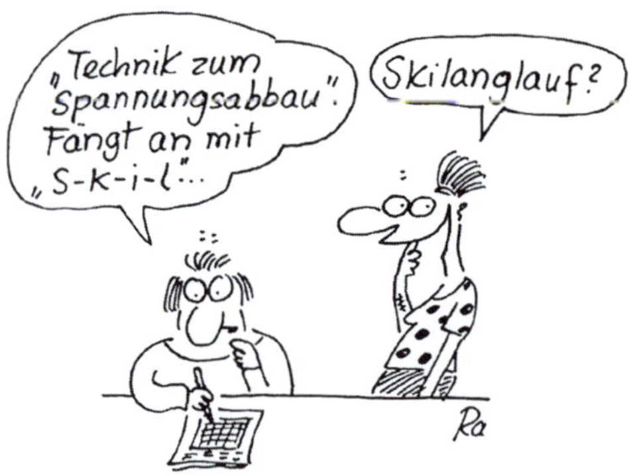

in die Hand zu nehmen. Dies ist nur scheinbar ein Widerspruch. Das Annehmen der Realität hilft uns, die Verantwortung für unser Leben zu übernehmen. Es ist nicht sehr sinnvoll, darüber zu grübeln, was sein sollte oder was nicht geschehen hätte dürfen. Diese Skills brauchen jedoch ihre Zeit, sie müssen reifen. Deshalb müssen diese Skills oft über einen längeren Zeitraum geübt werden, bevor Sie die Wirksamkeit erkennen werden.

Tabelle 7: Skills zum Annehmen der Realität und zum Aufbau von Verantwortung

Entscheidung für einen neuen Weg	Immer wenn jemand tiefgreifende Veränderungen anstrebt, stellen sich die Gewohnheiten in den Weg: Diese alten Gewohnheiten sind sehr stark und häufig erprobt. Und weil sich unser gesamter Organismus, einschließlich unserer Umgebung, daran angepasst hat, werden sie sich immer wieder anbieten. Gerade unter Belastung und Stress greift unser Gehirn ganz automatisch auf alte Lösungsmöglichkeiten zurück. Umso wichtiger ist es, klare Entschlüsse zur Veränderung zu fassen. Die DBT nennt diesen Skill „Entscheidung für einen neuen Weg“. Die neuen Ziele sollten so klar und deutlich wie möglich erfasst und beschrieben werden. Etwa: „Ich möchte mich unter keinen Umständen mehr selbst verletzen, sondern statt dessen Stresstoleranz-Skills anwenden“; oder: „Ich möchte auf keinen Fall mehr die sexuellen Praktiken meines Partners ertragen, sondern deutlich sagen, was mir Spaß macht und was nicht.“ Viele unserer Patientinnen gestalten diese „Entscheidung für einen neuen Weg“ als Grafiken oder Fotomontagen und hängen sie sich über das Bett.
Innere Bereitschaft	Innere Bereitschaft heißt, in jeder Situation wach und offen zu sein. Bereit zu sein, gerade das zu tun, was sinnvoll und hilfreich ist, um die eigenen Ziele zu erreichen. Das heißt, nicht starrsinnig mit dem Kopf durch die Wand zu gehen und gekränkt zu reagieren, dass die Dinge nicht so sind, wie sie sein sollten. Auch schwierige Situationen werden als Herausforderungen aufgegriffen, um leichte und elegante und langfristig sinnvolle Lösungen zu finden. In kritischen Situationen, also immer wenn man Gefahr läuft, mit jemandem in Streit zu geraten, kann man sich diese Frage stellen: „Will ich recht haben oder will ich mein Ziel erreichen?“. Sie werden merken, dass die kurzfristige Genugtuung, „recht zu haben“, der langfristigen Genugtuung, sein Ziel zu erreichen, oft im Weg steht. Um es deutlich zu machen: Selbst wenn Ihr Vorgesetzter Sie einmal kränkt, ist es bisweilen hilfreicher, höflich zu bleiben und weiterzuarbeiten und zu einem späteren Zeitpunkt die Dinge klar zu stellen, als ihn anzuschreien und zu kündigen.

Tabelle 7: (Fortsetzung)

Radikale Akzeptanz	Der Ausdruck „Radikale Akzeptanz“ beschreibt eine Haltung, die weise Menschen gegenüber unabänderlichen Dingen einnehmen. Diese durch und durch annehmende Haltung bezieht auch die eigenen Emotionen, Gedanken und Wünsche mit ein: „Ich habe Diabetes, ich werde mein Leben lang abhängig sein von Insulin, ich habe Angst vor den späteren Folgen wie Herzinfarkt und Erblindung, so ist das.“ Oder: „Ich habe in meiner Kindheit sehr harte Gewalt erfahren, davon werde ich mein Leben lang betroffen sein, ich werde immer wieder mal Bilder aus dieser Zeit sehen, so ist das.“ Oder: „Meine Schwester wird von meinen Eltern mehr geliebt als ich, sie ist schöner, erfolgreicher, hat zwei Kinder und einen netten Partner. Ich habe Sie gehasst, ich war immer schon eifersüchtig. Wenn das so ist, dann ist es so.“ Radikale Akzeptanz heißt, die Situation und unsere Reaktionen darauf, so anzunehmen, wie sie sind, ohne dass wir sie verändern können und wollen. Die Situation ist so, wie sie ist, weil sie nicht anders sein kann, sonst wäre sie anders. Natürlich sollten Sie nur Tatsachen radikal akzeptieren, keine Meinungen. Meinungen kann man ändern; die Vergangenheit übrigens nicht. Häufig ist es sehr wertvoll, seine eigenen Fehler der Vergangenheit radikal zu akzeptieren.
Übernahme von Verantwortung für andere	Es ist ganz natürlich, dass man sich in erster Linie um sich selbst kümmert. Besonders wenn es einem schlecht geht. Andererseits leiden viele Borderline-Patienten unter dem Gefühl der Einsamkeit und der sozialen Isolation. Nahezu alle Menschen suchen sich im Laufe ihres Lebens Dinge oder Menschen, für die sie Verantwortung übernehmen, Sorge tragen und sich dafür einsetzen. Dies ist der Weg, Bedeutung für andere zu erlangen. Es macht wenig Sinn zu warten, bis einem jemand über den Weg läuft, der einen bedingungslos liebt. Und wahrscheinlich würden Sie das sowieso nicht ertragen. Zu Beginn der DBT bitten wir unsere Patienten, eine Liste zu erstellen mit Dingen oder Menschen, für die sie sich verantwortlich fühlen. Den meisten fällt nicht viel ein. Die Aufgabe wird dann sein, innerhalb von drei Monaten mindestens fünf Bereiche aufzubauen, für die diese Aussage zutrifft. Manche schaffen sich ein Haustier an, manche vereinbaren, dass sie einmal die Woche einer Seniorin in der Nachbarschaft vorlesen etc. Vielleicht versuchen Sie es mal?

4.3.2.4 Skills-Modul 3: Umgang mit Gefühlen

Wie oben bereits beschrieben, haben die meisten Borderline-Patienten mehr oder weniger große Schwierigkeiten damit, ihre Gefühle vernünftig zu steuern. Um das zu verdeutlichen:

> „Wenn sie sich vorstellen, dass unser emotionales System wie ein Pferd ist, dann sitzen die Menschen im Allgemeinen auf einem Ackergaul. Relativ robust, zuverlässig und stabil. Personen mit einer Borderline-Störung hingegen sitzen auf einem Araberhengst. Er geht leicht durch, reagiert äußerst empfindlich auf Außenreize. Er hat ein starkes Temperament und ist nur schwer zu bändigen. Um auf diesem wilden Pferd im Sattel zu bleiben, muss man sehr gut reiten können. Das heißt, die Betroffenen benötigen nicht nur eine Menge an spezifischen Fertigkeiten, sie müssen auch ausdauernd und intensiv trainieren. Haben sie jedoch einmal ausreichend das Reiten auf diesem Araberhengst ihrer Gefühle erlernt, ist es sicherlich nicht das Schlechteste, auf einem so tollen Pferd zu sitzen."

Was sind eigentlich Emotionen?

Emotionen haben eine sehr lange Geschichte. Sie wurden entwickelt, um unser Verhalten zu steuern. Sie helfen uns, in unserer Umgebung rasch, zielgerichtet und ohne viel Energieverbrauch zurechtzukommen. Das heißt, Emotionen entstehen als Reaktionen auf äußere oder innere Umstände und drängen uns zu ganz bestimmten Handlungen. Nehmen wir an, wir bemerken, dass wir oder jemand, den wir mögen, bedroht werden. Wir schätzen, dass wir uns nicht dagegen wehren können, also bekommen wir Angst. Die Angst drängt uns dazu, entweder Hilfe zu holen, wegzulaufen oder notfalls auch blind anzugreifen.

Wenn wir hingegen befürchten, dass andere einen schlechten Eindruck von uns bekommen, uns verachten und als minderwertig einstufen, so entwickeln wir das Gefühl der Scham. Die Scham drängt uns, unsere Schwächen vor anderen zu verbergen.

Wenn wir aber der Meinung sind, dass wir oder jemand, zu dem wir uns zugehörig fühlen, etwas Besonderes geleistet haben, so entwickeln wir das Gefühl Stolz. Der Stolz drängt uns dazu, unsere Leistung öffentlich zu zeigen, allen mitzuteilen, wie toll wir oder unsere Kinder sind.

Nahezu jede Emotion wurde also im Laufe der Jahrtausende entwickelt, um uns zu ganz bestimmten Handlungen zu drängen.

Wie laufen Emotionen ab?

Man kann sich den Ablauf wie in einer Kette vorstellen (vgl. Abbildung 3). Am Anfang steht die Wahrnehmung von irgendwelchen Ereignissen. Das können Dinge sein, die wir in der Umgebung beobachten, das kann aber auch ein Signal aus unserem Körper sein, meist sind uns diese Wahrnehmungen nicht bewusst.

Mehr oder weniger automatisch werden wir das, was wir wahrnehmen auch bewerten. Erst die Bewertung entscheidet, ob wir etwas wichtig oder unwichtig finden oder gefährlich oder anregend. Wie wir bewerten hängt sehr stark von unserer Erfahrung ab. Häufig sind uns die Bewertungen nicht bewusst.

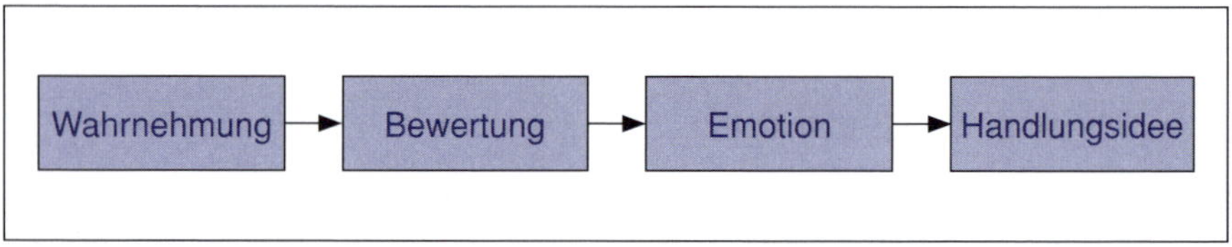

Abbildung 3: Ablauf von Emotionen

Die Bewertungen lösen Emotionen aus. Scham, Schuld, Angst, Wut, Stolz usw. Wenn die Emotionen stark sind, spüren wir ein gewisses Maß an Erregung. Auch die Emotionen sind uns nicht immer bewusst. Die Emotionen drängen uns schließlich zu ganz bestimmten Handlungen. Und hier wird es einfacher: Die Handlungen sind uns meist bewusst.

Diese Prozesse nehmen einen relativ großen Raum in unserem Gehirn ein: Die wichtigste Rolle spielt das sogenannte limbische System. Hier werden Informationen verarbeitet, bewertet, mit vergangenen Erfahrungen verglichen, eingestuft, mit Verhaltensentwürfen verknüpft, mit physiologischen Prozessen (Muskelspannung, Atmung, Blutdruck) gekoppelt und schließlich entweder in Handlungen umgesetzt oder nicht.

Gut zu wissen: Der einfachste Weg, um seine Emotionen zu erkennen, läuft immer über die Handlungsidee

- Wenn wir weglaufen wollen, haben wir Angst.
- Wenn wir jemanden angreifen wollen, treibt uns die Wut.
- Wenn wir uns am liebsten in Luft auflösen wollen und anfangen, uns zu hassen, dann handelt es sich meist um Scham.
- Wenn wir uns am liebsten unterwerfen wollen, um alles wieder gut zu machen, spricht die Schuld zu uns.
- Wenn wir jemanden am liebsten die Augen auskratzen wollen, könnte es sich um Eifersucht handeln.
- Wenn wir jemandem etwas wegnehmen wollen, weil wir denken, dass es eigentlich uns zusteht, so handelt es sich um Neid.
- Wenn wir am liebsten jedem zeigen wollen, was wir Tolles gemacht haben, so sind wir stolz.
- Und wenn wir jemanden sofort und unbedingt und für immer bei uns haben wollen, so sind wir ein bisschen verliebt.

Wie funktionieren Emotionen?

Emotionen sind für unser Wohlbefinden verantwortlich und auch dafür, wie wir uns gegenüber anderen verhalten – also unser Sozialverhalten. Es ist hilfreich, sich zu verdeutlichen, wie sie funktionieren:

- Emotionen entstehen meist rasch und vergehen auch wieder rasch.
- Emotionen führen dazu, dass wir uns lebendig fühlen.
- Starke Emotionen führen zu starker körperlicher Erregung.
- Starke Emotionen entwickeln starken Handlungsdruck und sind schwer zu hinterfragen. Das heißt, intensive Emotionen drängen sich also in unser Erleben und bestimmen es (Emotionen machen sich wichtig und lieben sich selbst).
- Emotionen steuern unser Verhalten. Das geschieht häufig nicht bewusst. Aber wir versuchen, unangenehme Emotionen zu meiden und angenehme Emotionen zu suchen. Emotionen motivieren uns also und bereiten unsere Handlungen vor.
- Emotionen sind stark von unserer Lebenserfahrung geprägt. Ein Schüler, der bereits mehrmals wegen seiner etwas plumpen Bewegungen im Sportunterricht ausgelacht und gehänselt wurde, wird sich bei einer ab-

fälligen Bemerkung auf dem Schulhof über seine neuen Sneakers eher schämen, als jemand, der regelmäßig die Fußballmannschaft zum Sieg führt, und deshalb von allen bewundert wird.

- Emotionen sagen nichts über die Wirklichkeit aus, sondern nur darüber, wie wir die Wirklichkeit deuten und bewerten. Wenn wir die SMS „Vielen Dank, du warst toll gestern ;-)“ auf dem Handy unseres Freundes lesen und das als geheimen Dank für einen Seitensprung interpretieren, werden wir natürlich eifersüchtig. Wenn wir aber wissen, dass sich mit dieser SMS ein Mitschüler bedankt, weil er von seinem Nachbarn in der Schule bei der Klassenarbeit den entscheidenden Tipp zur Lösung der Mathearbeit bekommen hat, sind wir wahrscheinlich stolz auf ihn.
- Unsere Emotionen beeinflussen auch andere Menschen: Unser Gesichtsausdruck, Haltung und Gestik können Information schneller kommunizieren als Worte. Wenn jemand Tränen in den Augen hat und nach unten schaut, denken wir wahrscheinlich, dass er traurig ist und wollen ihn trösten. Emotionen können uns selbst wichtige Informationen über die Situation geben: Wenn wir Angst haben, denken wir, dass die jeweilige Situation gefährlich ist.
- Wir können Emotionen auch steuern. Unser Gehirn kann Emotionen verstärken und abschwächen. Dies kann man trainieren.

Ein kleines bisschen Neurobiologie

Meistens geschieht die Kontrolle über Emotionen automatisch und wird im Laufe unserer Entwicklung erlernt. Zahlreiche Regelkreise im Gehirn sorgen dafür, dass unsere Emotionen nicht zu stark werden oder zu einem unangemessenen Zeitpunkt das vollständige Kommando übernehmen. Das ist auch gut so, denn sonst wären wir kaum in der Lage, längerfristig sozial sinnvoll zu handeln. Natürlich sind wir manchmal auf unsere Kollegen eifersüchtig, aber deshalb kratzen wir ihnen nicht die Augen aus. Und natürlich schämen wir uns manchmal, öffentlich aufzutreten, aber wir machen es trotzdem, wenn es uns weiterhilft. Wir schaffen es auch, Beziehungen zu pflegen, obwohl wir uns durch unsere Partner manchmal eingeschränkt fühlen. Und die meisten Kinder werden liebevoll großgezogen, obgleich sie manchmal schrecklich nerven. Sie sehen, im Laufe des sozialen Lebens lernen Menschen, sehr genau mit ihren Emotionen umzugehen. Und, das ist das angenehme, dieser Prozess verbraucht wenig Energie und Bewusstsein, weil er weitgehend automatisiert ist.

Eine zentrale Rolle bei der Steuerung unserer Emotionen spielt die Großhirnrinde, und dabei insbesondere der sogenannte präfrontale Kortex, also das Vorderhirn (in Abbildung 4 blau markiert). Dieses befindet sich an der Stirnseite unseres Gehirns und ist eng mit dem sogenannten limbischen System verbunden. Das limbische System ist ein Netzwerk von Hirnarealen, die im Zusammenspiel Emotionen erzeugen, verarbeiten und entsprechende Befehle an den Körper weiterleiten.

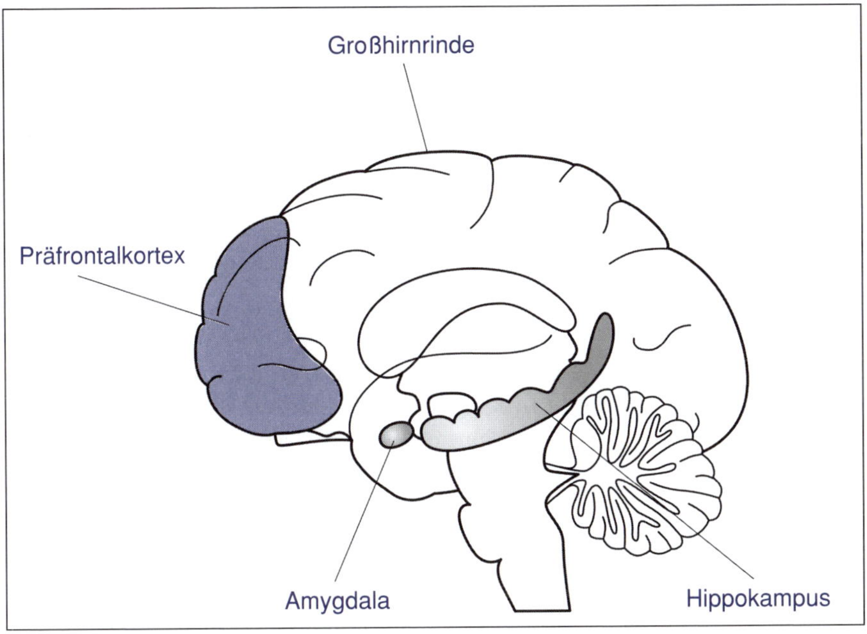

Abbildung 4: Der präfrontale Kortex spielt eine zentrale Rolle bei der Steuerung unserer Emotionen

Das Vorderhirn empfängt die sinnlichen Signale, verknüpft sie mit Gedächtnisinhalten und mit den aus dem limbischen System stammenden emotionalen Bewertungen. Auf dieser Basis werden dort Handlungen entworfen. Das Vorderhirn wird als *oberstes Kontrollzentrum für die Steuerung der Handlung angesehen* und ist gleichzeitig intensiv an der Regulation emotionaler Prozesse beteiligt. Wir wissen noch nicht genau, woran es liegt, aber offensichtlich funktionieren die „präfrontalen Bremsen“ bei Borderline-Patienten nicht so, wie sie sollten. Das kann an der Anzahl der Nervenverbindungen liegen oder an neurochemischen Prozessen. Das Ergebnis ist, dass bei Borderline-Patienten die automatische Steuerung von Emotionen nicht die gleiche Wirkung zeigt, wie bei Gesunden. Die Konsequenz ist, dass die Emotionen, sind sie einmal aktiviert, sich ständig hochschaukeln. Eine noch wichtigere Konsequenz aber ist, dass Borderline-Patienten andere, zusätzliche Methoden erlernen müssen, um ihre Emotionen zu regulieren.

Und wie kann man Emotionen steuern?

Die gute Nachricht zuerst: Das funktioniert tatsächlich und man kann es lernen. Denn wir können unsere Gedanken und unseren Körper einsetzen, um Gefühle zu verstärken und zu dämpfen. Ein einfaches Beispiel: Nehmen wir an, Sie sitzen im Kino und sehen eine sehr beängstigende Szene. Ihr emotionales System reagiert, Sie spüren Ihr Herz klopfen, Sie atmen schneller, Sie fühlen sich sehr mitgenommen. Sie drücken die Hand Ihrer Freundin. Diese spürt, dass Sie sehr beängstigend sind und flüstert Ihnen ins Ohr: „Hei, das ist doch nur ein Film. Die ganze Szene ist animiert, sieh mal, die Farben links unten stimmen nicht.“ Oder: „Guck mal der Typ dort drüben, der futtert schon die dritte Tüte Popcorn“. Höchstwahrscheinlich werden Sie sich etwas beruhigen. Diese einfachen gedanklichen Manöver nennen wir „umbewerten“ oder „sich ablenken“. Mithilfe unserer Gedanken können wir Emotionen steuern, indem wir unserer Wahrnehmung eine andere Bedeutung geben.

Emotionsdämpfung: Schritt für Schritt

1. Erkennen und benennen Sie das Ausmaß Ihrer Anspannung (0–10).
2. Erkennen und benennen Sie das Gefühl an Hand Ihrer Handlungsidee: „Was will ich gerade tun?“
3. Überlegen Sie, ob das, was Sie gerade zu tun beabsichtigen, sowohl kurzfristig als auch langfristig sinnvoll ist.
   Merkspruch „**HILF**“: „Ich überlege, ob meine Handlungs-Idee auch **langfristig** funktioniert?“
4. Falls nein, schwächen Sie die Emotion ab:
   - durch Atmung,
   - durch entgegengesetzte Gedanken,
   - durch entgegengesetzte Körperhaltung.

   Merkspruch „act opposite“: „Mache genau das Gegenteil von dem, was die Emotion dir rät.“

Der entscheidende *erste Schritt* ist also zunächst zu bemerken, dass man unter Anspannung gerät. Ist die Spannung so stark, dass man nicht mehr klar denken kann (also auf der DBT-Skala ein Wert über 7), so sollte man kurz innehalten, um mithilfe der Stresstoleranz-Skills (siehe oben) die Spannung auf ein erträgliches Maß zu reduzieren.

Im *zweiten Schritt* wird die Handlungsidee überprüft und das wichtigste Gefühl benannt. Im Skillstraining-Modul „Umgang mit Emotionen" lernen Borderline-Patienten die Grundlagen, Bedeutungen und Handlungsentwürfe aller wichtigen Emotionen. Denn um Emotionen tatsächlich abschwächen zu können, ist es sehr hilfreich, diese zu erkennen und zu benennen. Am einfachsten erkennt man Emotionen immer daran, auf welche Handlungsideen sie uns bringen. Wenn wir angreifen wollen, zuschlagen, jemanden fertig machen oder jemanden demütigen wollen, so sind wir höchstwahrscheinlich *wütend*. Wenn wir jemanden „unmöglich finden" und intensiv nach schlechten Eigenschaften suchen, die wir anderen mitteilen wollen, wenn diese Person etwas hat, das wir schlecht machen wollen oder eventuell zerstören wollen, so ist es relativ wahrscheinlich, dass wir *neidisch* sind. Wenn wir das dringende Bedürfnis haben, jemanden, der uns nahe steht, zu kontrollieren, alle Details über seinen Zeitplan zu erfahren, wenn wir beobachten, wie er andere Frauen ansieht und dabei ihm am liebsten die Augen auskratzen, dann hat sich das Gefühl der *Eifersucht* in unserem Gehirn aktiviert. Wenn man ununterbrochen grübelt, wer einen eigentlich noch gerne auf dieser Welt hat, wenn man das dringende Bedürfnis verspürt, jemanden x-beliebigen anzurufen, im Internet zu surfen, sich in Chatrooms zu quälen, könnte dies auf das Gefühl von *Einsamkeit* hinweisen (vgl. auch den Kasten auf S. 85). Die meisten Borderline-Patienten kennen dieses Gefühl nur zu gut. Diese Liste kann man beliebig verlängern.

Im *dritten Schritt* stellen Sie sich jetzt die wichtigste Frage, nämlich, ob Ihre Handlungsabsichten, also das, was Sie jetzt dringend tun wollen, nicht nur kurzfristig, sondern auch langfristig sinnvoll sind. Falls Sie diese Frage bejahen, dann handeln Sie auch entsprechend! Es ist jedoch wichtig, sich klar zu machen, dass alle Emotionen immer auf *kurzfristige Handlungen* zielen. Das heißt, jede emotional getriebene Handlungsidee erscheint uns kurzfristig sinnvoll. Je stärker die Emotion ist, desto eindeutiger wird der Handlungsdruck und desto „logischer" erscheint Ihnen Ihr Handlungsentwurf. Wenn jemand große Angst hat, so erscheint es äußerst sinnvoll zu fliehen. Und es ist es äußerst schwierig, die Person zu überzeugen, nicht sofort zu verschwinden und sich zu verstecken – obgleich die Person durchaus „wissen“ kann, dass diese Angst nicht der Realität entspricht. Dieses Phänomen findet sich häufig nach traumatischen Erfahrungen:

Fallbeispiel:

Nehmen wir beispielsweise an, Frau S. hat vor vielen Jahren einen schweren Raubüberfall erlebt, an dem ein glatzköpfiger Jugendlicher beteiligt war. Heute besucht sie zum ersten Mal einen wichtigen Fortbildungskurs, um ihre Computerkenntnisse zu verbessern. In der Reihe vor ihr sitzt ein älterer Herr mit Glatze. Dieser Anblick löst in ihr starke Angst aus. Sie bekommt Herzklopfen, Schweißausbrüche und erinnert sich an das Trauma. Und obgleich sie weiß, dass gegenwärtig keine Gefahr droht, verspürt sie das starke Bedürfnis, den Raum sofort zu verlassen. Wenn sie sich jetzt fragt, ob ihre Handlungsidee, nämlich den Raum zu verlassen, sinnvoll ist, so wird sie dies natürlich unter kurzfristigen Gesichtspunkten sofort bejahen. Alles in ihr drängt sie, dies sofort zu tun. Die Angst hat die Kontrolle übernommen und alles andere erscheint als „unsinnig“ und nicht „stimmig“. Erst wenn sie sich die Frage stellt, ob die Flucht aus dem Schulungsraum auch *langfristig* sinnvoll ist (also den Skill „HILF“ einsetzt), wird klar, dass dies ihr schaden würde. Sie braucht den Kurs unbedingt und hätte ansonsten Schwierigkeiten am Arbeitsplatz. Also wäre es sinnvoll, im Raum zu bleiben und die Angst abzuschwächen.

Wie schwächt man im *vierten Schritt* Emotionen ab? Das Grundprinzip wurde bereits genannt: Machen Sie das Gegenteil von dem, was die Emotion Ihnen „rät“. Also Dinge, die sich „nicht stimmig“ anfühlen. Der erste und einfachste Schritt ist immer die Kontrolle der Atmung. Da fast alle Emotionen ab einem gewissen Intensitätsgrad zu einer Aktivierung des Kreislaufes und damit zu einer Beschleunigung der Atmung führen, ist es grundsätzlich hilfreich, die Atmung zu verlangsamen und zu beruhigen. Es gibt zahlreiche Methoden, die Atmung zu beruhigen. Sie sollten zumindest eine regelmäßig üben und dann auch einsetzen können (vgl. Tabelle 8).

Tabelle 8: Methoden zur Abschwächung von Emotionen

Tiefes Atmen	Legen Sie sich auf den Rücken. Atmen Sie gleichmäßig und sanft und richten Sie Ihre Aufmerksamkeit auf die Bewegung Ihres Bauches. Wenn Sie beginnen einzuatmen, lassen Sie die Bauchdecke sich heben, um so dem unteren Teil der Lungen Luft zuzuführen. Wenn sich der obere Teil der Lungen mit Luft zu füllen beginnt, hebt sich Ihre Brust, und die Bauchdecke beginnt zu sinken. Strengen Sie sich dabei nicht an. Tun Sie das für zehn Atemzüge. Das Ausatmen wird länger dauern als das Einatmen.
Entgegengesetztes Denken	Versuchen Sie Gedanken, Bilder oder Erinnerungen zu aktivieren, die genau das Gegenteil dessen darstellen, zu was die Emotion sie jeweils drängt: Falls Sie etwa unbegründete oder zu starke Angst haben: Denken Sie nicht an andere gefährliche Situationen, sondern stellen Sie sich einen sicheren Ort vor oder eine Situation, in welcher Sie sich sehr stark und sicher gefühlt haben. Falls Sie sich unbegründet oder zu stark schämen, stellen Sie sich bitte nicht vor, wie sie sich verstecken, sondern eine Situation, in der Sie sich stolz fühlten und von vielen Freunden Lob bekommen haben. Falls Sie unbegründet oder zu intensiv neidisch sind, stellen Sie sich vor, was sie schon alles geschenkt bekommen haben oder was die betreffende Person geleistet hat, um das zu bekommen, was eigentlich Sie haben wollten. Falls Sie sich unbegründet oder zu intensiv vor sich selbst ekeln, stellen Sie sich vor, dass Ihre Haut sich im Jahr etwa zwölfmal grundlegend erneuert und jedes Mal allen Schmutz oder das, was Sie besudelte, abstreift. Falls Sie unbegründet oder zu intensiv wütend sind, stellen Sie sich vor, zu was Ihr Kontrahent Ihnen noch dienlich sein kann, wenn Sie ihn freundlich stimmen. Diese Gedanken sollten Sie allerdings üben, bevor die Emotionen aktiviert sind. Andernfalls dürfte Ihnen dies sehr schwer fallen.
Entgegengesetzte Körperhaltung	Viele Emotionen bevorzugen eine ganz bestimmte Körperhaltung, durch welche sie sich selbst verstärken: Wenn wir uns schämen, drängt uns die Scham dazu, die Beine zu überkreuzen, die Hände über den Schoß zu legen, den Oberkörper etwas schräg zu halten, den Kopf zu drehen und den Blick seitlich nach unten zu richten. Wenn wir diese Körperhaltung einnehmen, so verstärkt sich die Scham. Die entgegengesetzte Körperhaltung wäre: Kopf aufrichten, die Schultern nach hinten nehmen, die Hände in die Hüften stemmen und ein leichtes überlegenes Lächeln aufsetzen. Diese Haltung löst Scham auf bzw. schwächt

Tabelle 8: (Fortsetzung)

	diese doch erheblich ab. Wenn wir wütend sind, so drängt uns die Wut, die Fäuste zu ballen, die Unterarme nach oben zu nehmen, das Kinn vorzustrecken, die Lippen zu pressen, den Blick auf den Gegner zu heften, die Füße in Angriffsstellung zu positionieren, das heißt Fersen zusammen und Zehenspitzen etwas auseinander. Mit dieser Körperhaltung können wir die Wut verstärken. Um ungerechtfertigte oder zu intensive Wut abzuschwächen, sollten Sie also ihre geöffneten Handflächen herabhängen lassen und nach vorne drehen. Das Kinn entspannen, ein leichtes Lächeln auf die Lippen legen und die Fersen nach außen drehen. Bis auf die Emotionen Neid, Eifersucht und Einsamkeit, verfügen alle Emotionen zumindest über angedeutete Körpersprachen, die Sie, jeweils spezifisch, zur Abschwächung nutzen können.

Neben diesen sehr wirksamen Methoden, Emotionen abzuschwächen, ist es gerade für Borderline-Patienten wichtig, sich zu verdeutlichen, dass man selbst sehr viel dazu beitragen kann, die *emotionale Verwundbarkeit* herabzusetzen.

Wie kann ich meine emotionale Verwundbarkeit herabsetzen?

Die DBT sammelt unter dem Schlagwort ABC-GESUND eine Reihe von hilfreichen Skills (siehe Kasten).

Hilfreiche Skills – ABC-GESUND

- *Angenehme Aktivitäten sammeln:* Versuchen Sie mindestens zwei angenehme Erlebnisse pro Tag für sich zu gestalten und zu planen.
- *Bauen von Kompetenzen und Verantwortung:* Planen Sie eine oder mehrere Aktivitäten pro Tag, die Sie durch Anstrengung bewältigen können, um ein neues Gefühl von Leistungsfähigkeit zu entwickeln; Übernehmen Sie Verantwortung für andere.
- *Chaos durch Planung vorbeugen:* Bereiten Sie sich auf neue Aufgaben vor, indem Sie im Voraus überlegen, welche planbaren und welche nicht planbaren Herausforderungen auf Sie zukommen.

- *Gymnastik und Sport:* Da Sport die emotionale Empfindlichkeit deutlich senkt, sollten Sie unter allen Umständen mindestens zweimal die Woche Sport treiben!

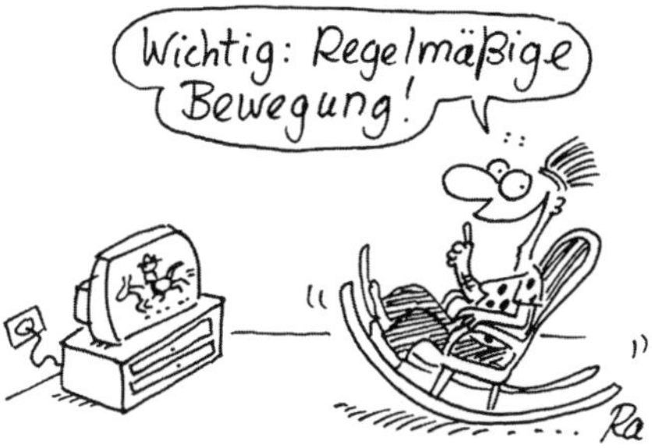

- *Essen und Trinken:* Regelmäßige Nahrungsaufnahme und mindestens 2 Liter Flüssigkeit gehören zu den Basiskompetenzen von Borderline-Betroffenen!
- *Schlaf:* Schlafstörungen sind häufig und führen auf Dauer zu erheblichen emotionalen Belastungen. Sprechen Sie mit Ihrem Arzt darüber, vermeiden Sie aber jede Behandlung mit Benzodiazepinen (Valium etc.)!
- *Untersuchungen und Behandlungen von Krankheiten:* Falls Sie unter körperlichen Gebrechen oder Krankheiten leiden, kümmern Sie sich um eine entsprechende Behandlung!
- *Drogen und Alkohol:* Vermeiden Sie Drogen und Alkohol!

4.3.2.5 Skills-Modul 4: Zwischenmenschliche Fertigkeiten (Umgang mit anderen)

Viele Borderline-Betroffene zeigen ausgeprägte Schwierigkeiten im zwischenmenschlichen – man sagt auch – im sozialen Bereich. Manche verhalten sich sehr unterwürfig: Sie verzichten dann auf die Durchsetzung eigener Ziele und Ideen. Manche verhalten sich häufig pampig, schnell beleidigt und nachtragend. Manche verhalten sich ziemlich aggressiv und feindselig gegenüber anderen. Die meisten verhalten sich übrigens meistens völlig normal – nur unter Stress und Belastung wird es dann manchmal schwierig. Das DBT-Skillstraining zielt darauf, den Betroffenen die Fähigkeiten zu vermitteln, sowohl ihre Ziele durchzusetzen als auch die Beziehungen und das Selbstwertgefühl zu beachten.

Verschiedene Situationen erfordern unterschiedliche Skills: Wenn ich ein sehr wichtiges Ziel verfolge, so ist es eventuell nötig, mich auch gegenüber Menschen durchzusetzen, die mir wichtig sind. Andererseits muss ich manchmal auch auf die Erreichung meiner Ziele verzichten, wenn mir die Beziehung sehr wichtig ist. Wenn ich grundsätzlich darauf bestehe, immer „Recht" zu haben, ist es schwierig, gleichzeitig Beziehungen zu pflegen und die Ziele zu erreichen.

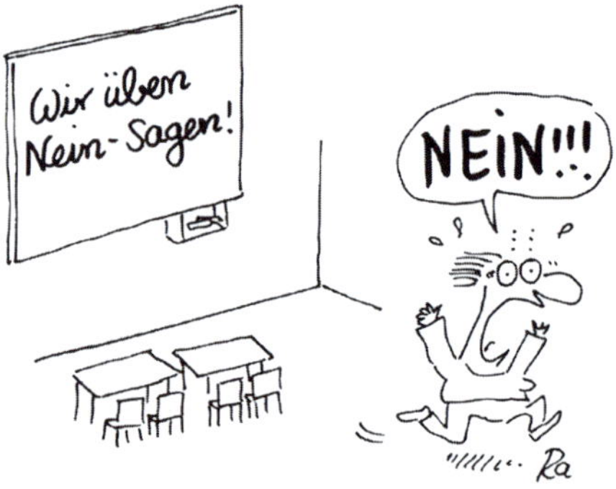

Arbeitsblatt 4 (vgl. Anhang, S. 123) kann benutzt werden, um problematische Situationen im Alltag noch einmal besser zu verstehen und zu überlegen, was man eigentlich erreichen wollte, und wie man zukünftig diese Ziele besser erreichen könnte. Es dient dazu, problematische Situationen genau zu analysieren.

4.3.2.6 Skills-Modul 5: Verbesserung des Selbstwerts

Borderline-Patientinnen leiden fast immer unter ausgeprägten Selbstzweifeln und einem sehr niedrigen Selbstwertgefühl. Deshalb bietet die DBT Skills zum Aufbau von Selbstwert an.

Gut zu wissen: Wir begegnen bei Betroffenen häufig folgenden Grundannahmen

- „Ich bin moralisch schlechter als alle anderen."
- „Ich bin inkompetent."
- „Ich bin hässlich."
- „Ich bin dumm und verachtenswert."

Die Gründe für solche Annahmen sind oft tief greifende Demütigungen in der Kindheit und Jugend durch Angehörige, aber auch durch Peergroups (Gruppen von Gleichgestellten, z. B. Mitschülern). Wenn man häufig Demütigungen erlebt hat, so übernimmt man diese Einstellungen und glaubt fest daran. Dass dies keine besonders günstige Voraussetzung ist, um im Leben Spaß zu haben, versteht sich von selbst, oder? Besonders schwerwiegend ist die Erfahrung, dass man ein Außenseiter ist, wenn man gleichzeitig meint, dass man alleine nicht überleben kann.

Was soll man tun? Manche versuchen verzweifelt, sich anzupassen, manche werden auch aggressiv. Die meisten aber sind sehr empfindlich gegenüber sozialer Ausgrenzung und auch ziemlich misstrauisch. Wir kennen Patienten, die grundsätzlich überlegen, wer von den anderen sie jetzt gerade nicht mögen könnte, wenn sie sich in einer Gruppe bewegen. Und wir kennen Patienten, die harmlose Bemerkungen von anderen als Angriffe interpretieren und dann ziemlich pampig werden. Viele aber versuchen mit aller Mühe und Kraft, soziale Situationen zu meiden, in denen auch nur die geringste Gefahr droht, dass sie sich blamieren könnten. Kennen Sie das auch? Nun, erfolgreiche Menschen sind nicht deshalb erfolgreich, weil sie sich nicht blamieren, sondern weil sie gelernt haben, dass es nicht so schlimm ist, wenn man sich mal blamiert.

Blamage:

Eine sehr wirkungsvolle Methode, Blamage zu vermeiden, besteht darin, sich selbst als „unfähig“ zu erklären. Das Motto heißt dann: „Vermeide Blamagen, indem du dich selber schlecht machst!“ Vermeide unter allen Umständen:

- Neid zu erzeugen,
- Eifersucht zu erzeugen,
- dich lächerlich zu machen,
- Feinde oder Konkurrenz zu schaffen.
- öffentlich sichtbare Leistung zu erbringen,
- Forderungen zu stellen,
- Stolz zu zeigen,
- dich durchzusetzen,
- jede Form von Scham,
- aktiv Beziehungen einzufordern.

Wenn man all dies vermeidet, so bleibt eigentlich nur ein Leben im Reagenzglas übrig, oder man entschließt sich, auf Dauer in psychiatrischen Kliniken oder den entsprechenden Wohnheimen zu überwintern.

Die Grundannahmen über sich selbst (z. B. „Ich bin unfähig“) haben natürlich herzlich wenig mit den tatsächlichen Werten und Möglichkeiten der betroffenen Person zu tun.

Man sollte deshalb diese oben genannten Grundüberzeugungen auf deren Realitätsgehalt hin überprüfen, um Schritt für Schritt den Aufbau von sozialer Verantwortung anzugehen. Lernen, dass Fehler – und auch Scheitern –

zum normalen Leben gehören und dadurch nicht die soziale Ausgrenzung droht, die von vielen permanent befürchtet wird.

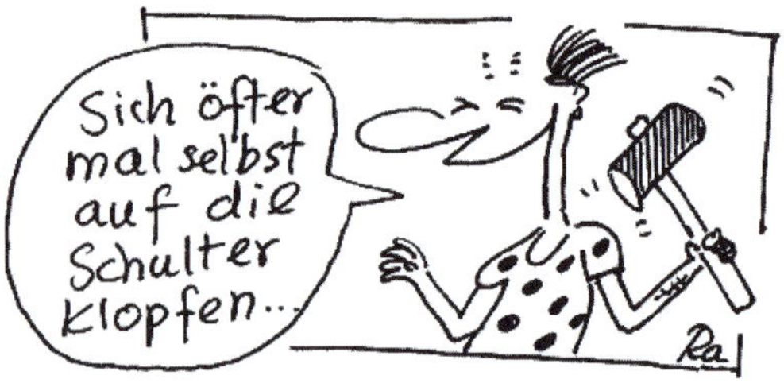

Mithilfe des Arbeitsblattes 5 (vgl. Anhang, S. 125) können Sie einen „fairen Blick“ auf sich selbst einüben und so eine schrittweise Verbesserung des Selbstwertes erzielen.

4.4 Stationäre DBT-Behandlung

Es gibt zwei Typen von stationären Behandlungen:

1. *Stationäre Krisenintervention:* Diese wird von den meisten psychiatrischen Kliniken angeboten, ist jedoch meist nicht auf Borderline-Störungen spezialisiert und findet häufig unter „geschützten“, das heißt geschlossenen Bedingungen statt. Die Behandlung zielt ausschließlich auf die Überwindung der Krise.
2. *Stationäre Intensivbehandlung:* Dies kann durchaus auch unter teilstationären Bedingungen durchgeführt werden, d.h. die Patienten kommen nur tagsüber zur Therapie auf die Station und schlafen nachts zu Hause (oder in einer Pension). Es handelt sich um eine intensive Psychotherapie, durchgeführt von einem multiprofessionellen Team. Aufgrund der zeitlichen Begrenzung können nur ausgewählte Themen beleuchtet werden.

4.4.1 Stationäre Krisenintervention

Natürlich sind Borderline-Patienten häufig schwer belastet, manchmal verzweifelt und bisweilen entwickeln sie auch Suizidgedanken. Aber wann spricht man von einer Krise, die eine stationäre Behandlung erfordert? Dies ist immer dann der Fall, wenn ein Betroffener sich nicht mehr in der Lage sieht, seine suizidalen Impulse oder Pläne zu kontrollieren. Wie oben bereits ausgeführt, unterscheiden wir klar zwischen Suizidfantasien und den konkreten Plänen, diese umzusetzen. Da Suizidpläne nicht aus heiterem Himmel entstehen, kann man davon ausgehen, dass ein Betroffener sich in einer

Krise mit Problemen konfrontiert sieht, die er nicht anders zu lösen weiß, als sich fortwährend in Suizidideen zu flüchten, die schließlich das ganze Denken einnehmen und zur Tat drängen. In dieser Situation sollte der Betroffene engen Kontakt mit seinem Therapeuten aufnehmen (falls er denn einen hat) und in Absprache mit ihm eine stationäre Krisenintervention aufsuchen. Weitere Gründe für stationäre Krisenintervention sind natürlich akute Vergiftungen mit Drogen oder Alkohol oder schwere Suchtphasen, die eine rasche Entzugsbehandlung erfordern. Auch eine schwere depressive Episode (Majore Depression, vgl. S. 25) rechtfertigt bisweilen eine rasche Aufnahme zur Krisenintervention.

Was geschieht während einer stationären Krisenintervention?

Stationäre Kriseninterventionen sind in der Regel auf etwa 14 Tage beschränkt und werden häufig auf sogenannten „geschlossenen Stationen" durchgeführt. Das heißt man kann die Station in der Regel nur in Begleitung des Personals oder von Angehörigen verlassen. Während dieser 14 Tage arbeitet das behandelnde Team intensiv daran, die Ursachen Ihrer gegenwärtigen Krise zu verstehen.

Dies umfasst Fragen wie:

- Wann hat die aktuelle Problematik begonnen?
- Welche Probleme bestehen im sozialen Bereich? (Partnerschaft, Angehörige, Beruf, Ausbildung etc.)
- Welche psychischen Probleme bestehen? (Gedanken, Gefühle, Stimmungen)
- Welche Unterstützung kann man einholen?
- Was sind die wichtigsten drei Schritte, um die Krise zu bewältigen?

Darauf aufbauend erarbeitet das Behandlerteam mit dem Betroffenen einen Plan zur Umsetzung dieser „Drei Schritte aus der Krise". Diese sollten dann innerhalb von zwei Wochen umgesetzt werden.

Wichtig:

Stationäre Krisenintervention sollte wirklich nur in schweren Krisen in Anspruch genommen werden.

Die Behandlung ist auch nur darauf ausgerichtet, Sie soweit zu stabilisieren, dass Sie wieder in der Lage sind, zu Hause zu wohnen und eine ambulante Therapie zu machen. Ansonsten sind geschlossene Stationen für Borderline-Patienten wie ein verlockend süßes Gift. Es mag auf den ersten Blick seltsam klingen, was soll denn daran verlockend sein, keinen Ausgang zu haben, auf Schritt und Tritt beobachtet und eventuell sogar fixiert zu werden? Zugegeben, das ist unangenehm – einerseits. Andererseits hat so eine geschlossene Station auch ihre Reize: Man ist nicht alleine, man bekommt viel Zuwendung, man ist weitgehend frei von Verantwortung, man muss sich für nichts entscheiden, man kann sich eigentlich nicht mehr blamieren, manchmal auch so richtig verrücktspielen und man bekommt fortwährend bestätigt, dass man so „wirklich krank" ist. Für jemanden der ernsthafte Probleme hat, alleine zu sein, der niemanden hat, von dem er Zuwendung bekommt, der hart kämpfen muss, um jeden Tag „normal zu spielen", und der sich trotzdem unsicher ist, ob er wirklich Hilfe und Unterstützung braucht oder ob er sich das alles nur einbildet – für die meisten Borderline-Patienten also –, hat eine geschlossene Station auch Vorteile. Am deutlichsten wird dies in Fällen, wenn Patienten freiwillig darum bitten, fixiert zu werden, oder eben so lange mit Suizid drohen, bis das Personal die Nerven verliert und die Fixierung anordnet.

Fallbeispiel:

Eine Patientin hat Folgendes erklärt: „Wenn ich mich mit schweren Suizidgedanken quäle, dann leide ich oft unter einem heftigen inneren Konflikt. Einerseits ist es ein so verlockender Gedanke, sich umzubringen, weil dann alles vorbei ist. Andererseits will ein wichtiger Teil von mir auch leben. Immer wenn ich kurz beschließe, dass ich mich umbringe, geht es mir besser. Aber dann muss ich es mir auch selbst glauben, sonst wirkt das Ganze nicht mehr. Wenn ich dann also am Leben bleibe, dann hab ich mich irgendwie selbst betrogen und die Wirkung des Suizidgedankens lässt nach. Manchmal halte ich diesen Kampf nicht mehr aus. Dann habe ich es als hilfreich erlebt, wenn ich fixiert wurde, weil dadurch klar war, dass ich mich gar nicht mehr umbringen konnte, selbst wenn ich wollte. Damit hinderten mich sozusagen die anderen am Suizid und ich konnte mir das in aller Ruhe vorstellen. So verbrachte ich oft ganze Tage in großer Ruhe und Gelassenheit. Wenn dann jemand kam, um zu „befreien", so konnte ich es ganz gut steuern, ob ich noch eine Weile fixiert sein wollte oder nicht. Ich musste ja nur sagen, dass ich nicht für mich garantieren kann. Schließlich einigten wir uns auf Station, dass ich darum bitten konnte, fixiert zu werden, so ersparten wir uns den zwischenmenschlichen Ärger."

Selbstverständlich ist dies *eine* Erklärung, und man muss vorsichtig sein, diese zu verallgemeinern. Das Problem an *dieser* „Lösung" ist, dass die Patientin fortwährend erlebt und immer wieder neu lernt, dass Suizidgedanken sehr beruhigend und hilfreich sind, solange man sie sich nur selbst glaubt. Mit der Zeit automatisiert sich dieses Denken und man *wird* suizidal. Und leider führt diese Methode nicht unbedingt dazu, Probleme im „wirklichen Leben" zu lösen. Mit der Zeit prägt sich die geschlossene Station als möglicher Fluchtpunkt in das Gedächtnis ein. Das ist der Königsweg, um dauerhaft psychiatrische Versorgung in Anspruch zu nehmen.

4.4.2 Stationäre Intensivbehandlung

In einer stationären Intensivbehandlung wird DBT von einem hoch spezialisierten Behandlerteam in einer sehr kompakten Form über einen Zeitrahmen von etwa zwölf Wochen angeboten. Diese Behandlungsprogramme wurden sorgfältig ausgearbeitet, wissenschaftlich überprüft und vom Dachverband DBT (vgl. S. 114) laufend überprüft. Man kann sich also mit einiger Sicherheit darauf verlassen, dass auf diesen Stationen wirksame Therapieprogramme angeboten werden. Es gibt derzeit in Deutschland etwa 30 vom Dachverband DBT zertifizierte Stationen, die man auf der entsprechenden Website (www.dachverband-dbt.de) abrufen kann. Einige dieser Stationen bieten Spezialangebote an, etwa für jugendliche Borderline-Patienten, für Borderline-Patienten mit Alkohol- und Drogenproblemen, für Borderline-Patienten mit Posttraumatischer Belastungsstörung sowie für Borderline-Patienten mit Essstörungen.

Alle stationären DBT-Intensivbehandlungsprogramme arbeiten nach den gleichen Strukturen: In der Regel werden auf einer Station 8 bis 20 Behandlungsplätze für Borderline-Patienten zur Verfügung gestellt. Vor der Behandlung findet ein *Orientierungsgespräch* statt. In diesem wird geklärt, ob eine stationäre Behandlung zum gegenwärtigen Zeitpunkt sinnvoll ist. Sie erhalten einen Überblick über die Behandlungsangebote, man spricht über Ihre Behandlungsziele und meistens erhalten Sie einige Hinweise, wie Sie sich entsprechend auf die Behandlung vorbereiten können.

Die stationäre Intensivbehandlung gliedert sich in drei Stufen:

1. Behandlungsstufe (ca. 3 Wochen): Klärung der Behandlungsziele sowie Planung der Behandlung.
2. Behandlungsstufe (ca. 9 Wochen): Durchführung der Behandlung.
3. Behandlungsstufe (ca. 3 Wochen): Planung und Erprobung der ambulanten Umsetzung.

Während der ersten Behandlungsstufe wird geklärt, welche Ziele im Zentrum der Behandlung stehen sollen. Selbstverständlich sind Sie bei dieser Entscheidung ganz wesentlich beteiligt. Falls Sie dazu neigen, immer wieder in schwerwiegende Krisen zu geraten, so steht dies sicherlich im Vordergrund. Sind Sie jedoch schon einigermaßen „krisenfest“, so zielt die Behandlung darauf, entweder sehr belastende psychische Störungen wie Alkohol, Drogen, PTBS, Essstörungen oder soziale Ängste in Griff zu bekommen oder Ihnen zu helfen, Ihre Probleme mit Einsamkeit, Angst vor dem Verlassen werden, dem Selbstwert oder dem Körpergefühl zu verbessern. Nach den ersten drei Wochen stellen die Patienten zusammen mit ihrem Therapeuten ihre Ziele dem gesamten Behandlerteam vor. Hier wird nun die Planung der Behandlung beratschlagt. Auch hier haben Sie also ein gewichtiges Wort mitzureden. Schließlich ist es Ihre Behandlung und Sie müssen den Großteil der Arbeit bewältigen. Während der zweiten Behandlungsstufe arbeiten Sie zusammen mit Ihrem Einzeltherapeuten, den Skillstrainern, den Körper- und Gestaltungstherapeuten, den Sozialarbeitern, dem Pflegeteam und nicht zuletzt, mit Ihren Mitpatienten an der Umsetzung Ihrer Ziele. Spätestens drei Wochen vor Ende der Behandlung sollten Sie damit beginnen, Ihre neuen Fertigkeiten in der „wirklichen Welt“, also unter Alltagsbedingungen zu testen. Hier stehen jetzt Übernachtungstraining, Berufspraktika und ähnliches auf dem Plan.

Die Einzeltherapie steht Ihnen ein- bis zweimal die Woche (insgesamt etwa 90 Minuten) zur Verfügung. Hier erarbeiten Sie Verhaltensanalysen, überprüfen Ihre Emotionen und Gedanken und erlernen neue Sichtweisen auf sich selbst und die Welt. Die Einzeltherapie steuert die Behandlung, hier laufen alle Fäden zusammen.

Folgende Behandlungsmodule stehen während der stationären Intensivbehandlung zur Verfügung:

- Einzeltherapie (ein- bis zweimal die Woche).
- Skillstraining (ein- bis zweimal die Woche, ca. 3 Stunden).
- Basisgruppe (einmal die Woche).
- Bezugspflegegespräche (ein- bis zweimal die Woche).
- Körpertherapie (ein- bis zweimal die Woche).
- Gestaltungstherapie (ein- bis zweimal die Woche).
- Sozialarbeiterische Beratung (nach Bedarf).
- Bezugsgruppe (nur Patienten).

In der *Skills-Gruppe* erlernen Sie diejenigen Skills, die Sie für die Erreichung Ihrer Ziele benötigen. Sie bekommen Trainingsaufgaben, die Sie dann üben und umsetzen.

Die *Basisgruppe* dient dazu, Ihr theoretisches Wissen über Borderline-Störungen zu verbessern. Hier erfahren Sie alles über Entstehung, Aufrechterhaltung und Therapiemöglichkeiten. Auch Fragen zur Traumatherapie, zu Essstörungen, Drogen, Alkohol oder Medikamenten werden hier erörtert.

Das *Pflegeteam* ist ausgebildet, um Ihnen im Rahmen von Bezugspflegegesprächen bei der Umsetzung von Skills zu helfen. Hier können Krisen genutzt werden, um die Wirksamkeit von Skills zu erproben.

Die *Körpertherapie* hilft in mehreren Bereichen: Sie erlernen Skills, die auf der Körperebene wirken, die sie bei Stress, Dissoziation, aber auch im Umgang mit Gefühlen einsetzen können. Weitere Säulen der Körpertherapie sind die Körperwahrnehmung und Körpersprache sowie die Verbesserung der Nähe-Distanz-Regulation. Hier lernen Sie, Berührung unter kontrollierten Bedingungen zuzulassen, Ihren Körper wieder zu spüren und sich mit ihm zu versöhnen.

Die *Gestaltungstherapie* nützt kreative Methoden, um den therapeutischen Prozess zu unterstützen. Hier arbeiten Sie etwa an Grafiken, die die Entscheidung für einen neuen Weg festigen und Alpträume verbessern. Gerüche können genutzt werden, um die Stimmung zu verbessern, auch der gezielte Einsatz von Musik ist hilfreich.

Viele unserer Patienten haben ganz konkrete Schwierigkeiten im sozialen Bereich: Das reicht von hohen Schulden über Probleme mit der Wohnung bis zu Arbeit und Ausbildung. Hier ist die Hilfe von *Sozialarbeitern* dringend nötig.

Die sogenannte *Bezugsgruppe* setzt sich aus den Mitpatienten zusammen. Hier wird gemeinsam der Alltag auf der Station organisiert. Wenn ein Patient Schwierigkeiten mit der Therapie oder dem Behandlerteam hat, so kann er hier Unterstützung erhalten. Die erfahreneren Patienten übernehmen Verantwortung gegenüber den Neuankömmlingen. Neben diesen Gruppen, die in jeder DBT-Intensivtherapie angeboten werden, können natürlich viele zusätzliche Gruppen oder Einzelbehandlungen angeboten werden. Hier hat jede Station ihre Besonderheiten.

5 Weitere wichtige Fragen

5.1 Borderline-Betroffene als Mütter

Welche Probleme haben Borderline-Patienten in ihrer Rolle als Mütter zu erwarten? Besonders die Frage nach der Vererbbarkeit wird häufig gestellt und ist einfach zu beantworten: Sie müssen als Borderline-Betroffene nicht befürchten, dass Ihre Kinder die Borderline-Störung erben. Sie könnten eventuell damit rechnen, dass Ihre Kinder sensibel sind und empfänglich für emotionale Reize, aber selbst dies ist nicht gesichert.

Viele unserer Patientinnen sind außerordentlich „erfolgreiche Mütter". Sie haben es geschafft, in der Schwangerschaft auf Drogen und Alkohol zu verzichten und sogar das Rauchen einzustellen. Gerade wenn Verantwortung gefordert wird, ist es manchmal einfacher, das Schneiden aufzugeben, und auch das Problem der Einsamkeit ist dann nicht mehr in diesem Maße gegeben. Wenn es gelingt, den Alltag und die Finanzen zu organisieren, geht es primär darum, eine sinnvolle Balance zwischen Fürsorge und „gewähren lassen" zu entwickeln. Gerade Betroffene, die selbst als Kinder sehr unsichere und unklare Beziehungen erlebt haben, neigen dazu, sehr intensive und auch angstbesetzte Beziehungen zu ihren Kindern zu entwickeln – aber dies tun andere Mütter auch. Sicherlich ist es sinnvoll, sich gegebenenfalls sozialpädagogische und therapeutische Unterstützung zu organisieren! Das weit größere Problem als die Borderline-Mütter selbst stellen in aller Regel die von ihnen gewählten Partner dar. Viele Borderline-Betroffene scheinen ein ausgesprochenes Talent zu besitzen, unangenehme Männer an sich zu binden. Das kann nun daran liegen, dass sie keine besonders hilfreichen Vater-Modelle hatten, es kann aber auch daran liegen, dass sie sich, vor lauter Angst, verlassen zu werden, den Partnern gegenüber sehr unterwürfig verhalten. Viele wehren sich entsprechend nicht gegen Gewalt und manche gehen auch im sexuellen Bereich nicht sehr fürsorglich mit sich um. Etwas bösartig ausgedrückt: Viele Borderline-Patientinnen suchen sich die Männer, die sonst von anderen Frauen aus guten Gründen verlassen werden. Falls Sie also unter Verhaltensweisen Ihres Partners (oder auch Ihrer Partnerin) leiden, versuchen Sie, dies anzusprechen und zu korrigieren. Wenn er (oder sie) dann droht, Sie zu verlassen, dann könnte es besser sein, wenn er (oder sie) tatsächlich geht. Gerade, wenn es um die Fürsorge und Erziehung von Kindern geht, ist es in aller Regel besser, man entscheidet sich dafür, dies alleine oder mit sozialer Hilfe zu tun, als mit einem gewalttätigen, alkoholkranken oder drogenabhängigen Partner!

5.2 Was kann ich als Angehöriger tun?

Viele Angehörige leiden erheblich unter den Erlebens- und Verhaltensweisen ihrer Borderline-Kinder oder -Partner. Und nicht wenige davon tragen, meist ungewollt, zur Aufrechterhaltung der Störung bei.

Wenn Sie dieses Buch als Eltern einer Borderline-Patientin oder eines Borderline-Patienten lesen, so dürfen wir annehmen, dass Sie sich in einem gewissen Zustand von Hilflosigkeit befinden und einige der folgenden Fragen gerne geklärt wissen würden:

- Habe ich selbst durch mein Verhalten in der Vergangenheit die Störung meiner Tochter bzw. meines Sohnes mit verursacht?
- Trägt mein derzeitiges Verhalten zur Aufrechterhaltung der Störung bei?
- Was kann ich tun, um meinem Kind zu helfen?
- Was kann ich tun, damit ich selbst diese Sorgen und das Chaos ertrage?

Die erste Frage kann natürlich nicht pauschal, sondern nur für jede Familie einzeln beantwortet werden. Viele Borderline-Patientinnen berichten über traumatische Erfahrungen und emotionale Vernachlässigung. So drängt sich auf, dass diese Erfahrungen ursächlich mit der Entwicklung von Borderline-Störungen zusammenhängen könnten. *Aber:* Zum einen sind diese Zusammenhänge nicht wissenschaftlich bewiesen, zum anderen kann es durchaus sein, dass viele Borderline-Patientinnen ihre Kindheit als ungeliebt und die familiäre Atmosphäre als emotional kalt erleben, obgleich dies für Eltern und Außenstehende so nicht sichtbar ist. Oft besteht ein erheblicher Unterschied zwischen den Bedürfnissen der Patientinnen und dem, was sie im familiären Umfeld erleben und nur selten wird dies auch kommuniziert. Weiterhin ist wichtig, dass viele Borderline-Patientinnen auch aus relativ geordneten und durchaus liebevollen Familienverhältnissen kommen, aber zum Beispiel schwierige Erfahrungen mit Mitschülern gemacht haben oder auch schlicht keine schwerwiegenden familiären oder sozialen Probleme angeben.

Sie können davon ausgehen, dass alle Angehörigen von psychisch Kranken sich diese Fragen stellen und sich nicht selten ungerechtfertigte Schuldvorwürfe machen. Hören Sie sich die Vorwürfe Ihres Kindes in Ruhe an, vermitteln Sie, dass Sie deren Meinung wertschätzen und erklären Sie Ihre Sicht der Dinge. Selbstverständlich ist es wichtig, die Vergangenheit zu klären, viel wichtiger aber ist es, mit der Gegenwart zurechtzukommen. Wenn Sie Fehler gemacht haben, so ist es sinnvoll, diese zuzugeben und eventuell auch um Verzeihung zu bitten, immer aber sollte der Blick auf die Gegenwart gerichtet sein: Wie können Sie im Hier und Jetzt vernünftig miteinander umgehen?

Auch diese Frage kann hier nur oberflächlich angerissen werden, aber einige Regeln und Hinweise haben sich als hilfreich erwiesen:

- Verbessern Sie Ihren Kommunikationsstil in der Familie:
  - Vereinbaren Sie, dass alle Familienmitglieder ihren jeweiligen Gesprächspartner immer ausreden lassen.
  - Fragen Sie nach, ob Sie Ihre Angehörige richtig verstanden haben.
  - Vermitteln Sie, dass Sie deren Ansicht als ihre Meinung respektieren.
  - Vermitteln Sie Ihre eigene Meinung nicht als „global stimmig", sondern eben als Ihre eigene Ansicht.
  - Versuchen Sie, unterschiedliche Ansichten als solche stehen zu lassen und zu akzeptieren.
- Vermeiden Sie „Grundsatzdebatten" oder Klärungen in Phasen hoher emotionaler Erregung (Das Eisen sollte geschmiedet werden, wenn es nicht heiß ist: „Ich sehe, wir haben hier ein Problem, das besprochen werden sollte, ich sehe aber auch, dass du gerade auf 180 bist, ich würde eine Pause vorschlagen und dann klären wir das, wenn du wieder einen kühleren Kopf hast").
- Vermitteln Sie, wie das Verhalten Ihrer Tochter/Ihres Sohnes auf Sie wirkt und fragen Sie nach, ob genau diese Wirkung beabsichtigt ist. Die meisten Borderline-Patienten haben erhebliche Schwierigkeiten, die Wirkung ihres Verhaltens auf andere zu beurteilen und verstehen die Reaktionen nicht.
- Versuchen Sie, unangemessenes Verhalten nicht durch Zuwendung oder übermäßige Aufmerksamkeit zu belohnen.
- Versuchen Sie zu tolerieren, dass Sie selbst Ihre Tochter/Ihren Sohn zwar lieben, aber gegenwärtig nicht unbedingt „zurückgeliebt" werden. Dies muss nicht so bleiben.
- Versuchen Sie, so oft es geht, die familiäre Routine zu pflegen (z. B. gemeinsame Mahlzeiten, Sport, Hobbys, Ausflüge, Urlaub), auch wenn nicht alle Beteiligten zu Beginn der Unternehmen große Lust darauf verspüren („Ausgemacht ist ausgemacht.").

Beispiel:

Elternteil: „Hi, darf ich dir kurz mitteilen, wie es mir geht, wenn du ohne ein Wort das Essen herunterschlingst, an dem ich zwei Stunden gekocht habe?

Kind: „??!?"

Elternteil: „Also du magst ja deine Gründe haben, wenn du kein Wort sagst, aber ich fühle mich ein bisschen beleidigt. Ist das deine Absicht?"

Kind: „Quark, du bist komplett überempfindlich, siehst du nicht, dass ich den totalen Stress hatte in der Schule?!"

Elternteil: „Oh jeh, du Arme, nein das sehe ich natürlich nicht, weil wenn du einfach schweigst, dann denke ich, dass dir das Essen nicht schmeckt."

Kind: „Mann, immer geht es nur um dich, mir ist dein scheiß Essen völlig egal!!"

Elternteil: „Also hör mal, ich merke ja, dass du Stress hattest, und wenn du willst, kannst du mir gerne erzählen, was los war, aber warum willst du mich ärgern?"

Kind: „Nein, das will ich doch gar nicht, ich habe einfach keinen Bock zu quatschen"

Elternteil: „Versteh ich, du musst auch nicht quatschen, aber wenn ich zwei Stunden in der Küche steh, dann freue ich mich über ein Lob. Ist o. k., wenn du dazu keine Lust hast, ich will nur, dass du das weißt."

Kind: „O. k., sorry, schmeckt gut, aber ich bin echt nicht in Stimmung, viel zu reden. Ich habe mal wieder die Mathearbeit verhauen …"

- Glauben und erinnern Sie sich auch mal an die „guten Zeiten" (Dianachmittag, Filmabend).
- Pflegen Sie weiter Ihren privaten Freundeskreis und sorgen Sie für eigene gute Freizeit! Es hat auf Dauer keinen Sinn, sich „aufzuopfern". Im Gegenteil, es kann durchaus sein, dass gerade dies von Ihrem Kind als belastend erlebt wird.

- Versuchen Sie, bei Kritik nicht sofort in die Verteidigung zu gehen. Auch wenn der Angriff unfair ist, erlauben Sie sich, emotional verletzt worden zu sein.
- Versuchen Sie, klare Grenzen zu setzen. Benennen Sie Ihre Toleranzgrenzen klar und in einfachen Worten. Kommunizieren Sie eigene Erwartungen: „Ich-Botschaften“ (Wünsche, Erwartungen, Gefühlsäußerungen) anstelle von „Du-Sätzen“ (Vorwürfen).
- Versuchen Sie nicht, das betroffene Familienmitglied vor natürlichen Konsequenzen seines Handelns zu schützen.

Falls Sie der Meinung sind, dass Ihre Tochter oder Ihr Sohn die Kriterien einer Borderline-Störung erfüllt, sie oder er aber nicht bereit ist, sich therapeutische Hilfe zu holen, so sollten Sie dies dringend ansprechen! Versuchen Sie zu verstehen, was Ihr Kind daran hindert. Viele haben schlechte Erfahrungen mit früheren Besuchen bei psychologischen Beratungen oder Behandlungen gemacht. Sprechen Sie möglichst offen darüber, vermitteln Sie, dass es mittlerweile neue, erfolgreichere Behandlungsmethoden gibt. Manche Jugendliche haben etwas abstruse Vorstellungen von Psychotherapie. Sie befürchten, dass ihre Persönlichkeit verändert wird und sie ihre Identität verlieren. Auch diese Befürchtungen sollten besprochen werden. Sie können sich natürlich selbst therapeutische Hilfe einholen und beraten lassen, wie Sie Ihrem Kind den Weg in die Therapie ebnen können. Vielleicht wäre es ein erster Schritt, Ihrem Kind dieses Buch auszuhändigen oder die oben erwähnte Selbsthilfe-CD-ROM. Bisweilen ist eine Beratung durch ehemalige Betroffene hilfreich. Die Anlaufstelle Borderline-Trialog (www.borderlinetrialog.de) ist eine hervorragend geführte Beratungsstelle, die von ehemaligen Borderline-Patientinnen geleitet wird. Zudem gibt es ein Buch von Betroffenen, die über ihre Erfahrungen in der psychotherapeutischen Behandlung berichten (Kröger & Unckel, 2006, vgl. Literaturquellen auf S. 113).

Und schließlich sollten Sie an dieser Stelle ermutigt werden, sich mit anderen Eltern oder Partnern zu vernetzen. Es gibt derzeit etwa eine Million Borderline-Patienten in Deutschland, also mindestens ebenso viele Angehörige. Das Zusammenleben mit einem an einer Borderline-Störung erkrankten Familienmitglied kann für die Familie eine Reihe negativer Konsequenzen haben. Neben den Problemen, die die instabilen Gefühlswelten mit sich bringen, treten unter Umständen juristische, finanzielle oder andere psychosoziale Belange hinzu. Oft sind die Familien mit ihren Problemen isoliert, stoßen in ihrem Umfeld auf wenig Verständnis, erfahren wenig Unterstützung oder fürchten, für das Verhalten und die Erkrankung des betroffenen Familienmitglieds verantwortlich gemacht zu werden. Das sich „outen" („Unsere Tochter hat eine Borderline-Störung") kommt häufig einer familiären Stigmatisierung gleich. Dies gilt erst recht, wenn das Umfeld über ein Teilwissen, wie etwa die Häufigkeit schwer gestörter familiärer Situationen bei Menschen mit Borderline-Störung, verfügt. Hier kann der informelle und emotionale Austausch in einer Gruppe von Betroffenen einen sehr wertvollen entlastenden Beitrag leisten.

Sie können natürlich warten, bis ein Psychotherapeut oder Psychiater auf Sie zukommt und Ihnen einen Flyer in die Hand drückt, der sie zur nächsten Angehörigengruppe in Ihrer Stadt einlädt. Sie können die Sache aber auch selbst in die Hand nehmen und versuchen, sich über das Internet zu organisieren. Die Betroffenen schaffen dies ja schließlich auch. Auch hier bietet der Borderline-Trialog (s. o.) Unterstützung. Gegebenenfalls können Sie sich an den Dachverband DBT (www.dachverband-dbt.de) wenden. Dort wird eine Website für Angehörige von Borderline-Patienten entwickelt.

5.3 Bericht einer Betroffenen – Einmal Hölle und zurück

Mein Name ist Tina, ich bin (war) Borderliner und ich habe eine Geschichte zu erzählen: In der Hauptschule wurde ich sehr gemobbt. Durch dieses Mobbing gewöhnte ich mir Zwangshandlungen an: Ich musste in einer, von mir selber vorgegebenen Zeit eine Stange, einen Baum oder ein Geländer berühren, da ich mir einbildete, dass ich sonst sterben würde.

Nach ein paar Monaten wechselte ich dann die Schule, weil das Mobbing immer schlimmer wurde. Meine Eltern standen mir immer bei und taten alles für mich, so auch jetzt, dafür bin ich ihnen unendlich dankbar.

In der neuen Schule kam ich sofort mit allen zurecht und hab mich mit ihnen verstanden. Einige Monate später begann sich eine Freundin von mir absichtlich zu verletzten. Da ich ihr sehr nahe stand, machte ich es auch. Ich wollte es nur so lange tun, bis sie damit aufhört, aber ich hörte nicht auf. Nach der Hauptschule gingen wir dann getrennte Wege und verloren uns aus den Augen. Als ich dann auf die neue Schule kam, endete diese Phase mit den Selbstverletzungen. Fast zweieinhalb Jahre ging es gut, aber irgendwann entdeckte ich diesen Reiz am Schmerz erneut und begann mich wieder zu verletzen – es wurde immer schlimmer. Bei einem Fest betrank ich mich besinnungslos. Meine Eltern holten mich ab und brachten mich ins Krankenhaus. Ich weinte pausenlos und redete die ganze Zeit davon, nicht mehr am Leben sein zu wollen. Am nächsten Tag brachte man mich mit einem Rettungswagen in die Psychiatrie. Dort redete dann eine Ärztin mit mir über den Vorfall, doch ich verharmloste alles. Man ließ mich gehen. Meine Eltern waren richtig traurig und machten sich selbst Vorwürfe.

Nach einiger Zeit entschloss ich mich, eine Psychologin aufzusuchen: Therapiestunde für Therapiestunde ging es mir schlechter, und ich plante immer intensiver meinen Selbstmord. Dauernd fing ich an zu weinen und schließlich fühlte ich einfach gar nichts mehr. Es war wie eine riesige Leere in mir und nichts konnte sie füllen. Ich zog mich immer mehr zurück und schnitt mich immer häufiger und immer tiefer. Ein paar Wochen später schickte mich meine Psychologin zu einem Psychiater. Er war mir sofort sympathisch, und ich hatte das erste Mal das Gefühl, dass mich jemand ein bisschen versteht – schließlich wollte er dann auch mit meinen Eltern sprechen. Als meine Eltern von diesem Termin zurückkamen, waren sie total erschrocken und in einer Art sehr hilflos. Sie machten sich Vorwürfe, dass sie es nicht selbst und früher herausgefunden haben, was mit mir los ist. Sie hielten aber wie immer zu mir und taten alles für mich, außerdem erkundigten sie sich über diese Erkrankung und wollten alles darüber erfahren. Kurze Zeit später wies mich dann mein Psychiater in die Jugendpsychiatrie ein.

Als ich dort war, wurde es immer schlimmer. Mir wurde alles egal. Sehr oft probierte ich, mich umzubringen – was mir Gott sei Dank nie gelang. Ich wanderte immer zwischen geschlossener und offener Station hin und her. Später kam ich dann in die Erwachsenenpsychiatrie, da ich inzwischen 18 geworden war, und die Pfleger sowie die Ärzte es nicht mehr länger verantworten konnten, mich bei ihnen zu behalten.

Ich ließ mir allerhand einfallen, um mich selbst zu schädigen. Ich sah einfach keinen Sinn mehr in meinem Leben. Es war alles sinnlos. Ich habe auch so ein Schwarz-Weiß-Denken entwickelt: Entweder ich mochte eine Person oder ich mochte sie nicht – Grauzonen gab es nicht. Viele Male flippte ich regelrecht aus, ich wurde dann von zehn Mann festgehalten und ans Bett gegurtet und ruhig gespritzt. Ich bekam eine Menge Psychopharmaka, die beruhigend wirken sollten.

Ich wurde dann, als es so schien, dass es mir besser ginge, in eine WG aufgenommen. Diese WG war ausschließlich für Menschen mit einer psychischen Erkrankung bestimmt. Die Pfleger behandelten uns wie Behinderte, die nichts mitbekommen. Ich fühlte mich, als ob ich einen Stempel auf der Stirn trug, auf dem „bescheuert“ darauf stand. Wir wurden in dieser WG diskriminiert, und je mehr man sich dagegen sträubte, desto schlimmer wurde es. Als ich aber eine Lehre beginnen wollte und mir eine Lehrstelle zugesagt wurde, versuchten die Pfleger alles, damit ich irgendwie scheiterte: Ich musste nach der Arbeit noch kochen, putzen, aufräumen und lernen. Irgendwann konnte ich nicht mehr. Als ich dann eines Tages meine Tabletten gemörsert mit dem Löffel bekam, reichte es mir, ich packte meine Sachen und ging nach Hause zu meinen Eltern, die sich wahnsinnig freuten.

Einige Zeit vorher begannen meine Eltern schon zu recherchieren, wo es eventuell eine Klinik gäbe, die auf diese Krankheit, die ich hatte, spezialisiert ist. Sie kamen dann auf das Zentralinstitut für Seelische Gesundheit. Sie kämpften darum, dass ich dorthin durfte und die Krankenkasse die Kosten dafür übernahm. Das war nicht einfach, denn die meisten Ärzte waren alle der Meinung, dass sie das sowieso gleich gut könnten wie die Pfleger/innen und Ärzte im ZI. Meine Eltern waren unerschöpflich. Sie gingen bis ins Landhaus (Gesundheitsbehörde in Österreich), um dort mit den Verantwortlichen zu sprechen. Nach ca. 2½ Jahren schafften sie es dann, dass mir die Therapie im Zentralinstitut in Mannheim ermöglicht wurde.

Als ich endlich im Zentralinstitut in Mannheim ankam, war ich etwas nervös, weil ich ja nicht wusste, was mich dort erwarten würde, und außerdem war Mannheim ca. 420 km von mir zu Hause entfernt.

Zu Beginn der Therapie lernte ich als erstes den Umgang mit den Spannungen. Ich lernte, dass es Skills gibt, und andere Methoden, die die Spannung verringern sollten. Ich war sehr skeptisch. Wie sollte denn sowas wirken und helfen. Ein paar Tage später fing es dann an, mir sehr schlecht zu gehen. Ich verlor allen Mut und fasste konkrete Suizidpläne, was ich dann auch mitgeteilt habe. So wurde ich dann auch zweimal für jeweils einen Tag auf die geschlossene Station verlegt. Nach dem Aufenthalt auf der Geschlossenen ist mir dann klar geworden, dass ich versuchen musste, diese Therapieform anzunehmen und auszuprobieren.

Ich ließ mich also dann voll und ganz darauf ein. Ich hörte zu, was die Pfleger und Therapeuten mir sagten und rieten. Das schwierigste war für mich zu Beginn, dass niemand der Pfleger/innen mir nachlief, und pausenlos fragte, ob ich Beruhigungstabletten brauche oder ob ich ein Gespräch führen will. Ich musste dort lernen, mich selbstständig zu melden und mir Rat zu holen, den ich dann aber auch selbst ausführen musste. Wie gesagt, es war sehr schwer für mich am Anfang, aber es war der erste Schritt in die Selbstständigkeit und Eigenverantwortung. Von Tag zu Tag ging es mir dann besser und ich fühlte mich auch so, weil ich begriff, dass es in meiner Verantwortung liegt, wie es mir geht.

Im Skillstraining lernte man, wie man Skills anwendet, was Skills überhaupt sind, und wie man Skillsketten bastelte, die man immer dann anwenden konnte, wenn es einem wirklich schlecht ging. Jeder hatte seinen Notfallkoffer, gefüllt mit Skills und Skillsketten, mit der er bzw. sie die Spannungen bis auf ein Minimum reduzieren kann. Die Spannung wird innerhalb von 100 % (sehr hoch) bis 0 % (keine) gemessen. Meine Skillskette bestand aus einem Skill, wie z. B. tiefen Atemzügen bei sehr hoher Anspannung. Durch das regelmäßige und achtsame Ein- und Ausatmen wurde ich mit der Zeit immer ruhiger. Für den Spannungszustand unter 70 % waren bei mir Sport sowie eine Wechseldusche (heiß-kalt) sehr wirksam. Bei den niedrigen Spannungen halfen dann solche Dinge, wie z. B. Musik hören und Gedichte schreiben.

Ich probierte auch andere Dinge aus, wie z. B. Malen, Lesen, ein Bad nehmen usw., aber leider half dies gar nichts. Indem ich viele Dinge ausprobiert hatte, konnte ich dann mit der Zeit sagen, was mir von den Skills hilft und was nicht. Das muss eben jeder selber herausfinden. Eskrima (Kampfkunst), Achtsamkeit und Körpertherapie sowie Sport gaben einem das sogenannte körperliche Gleichgewicht und eine Abwechslung zu Therapiestunden, in denen man sich konzentrieren musste.

In der Visite bzw. im Einzelgespräch mit dem Therapeuten besprach man die Ziele und Wünsche, die man erreichen wollte. Von Tag zu Tag, von Woche zu Woche ging es mir immer besser und ich fühlte mich immer fitter und tatkräftiger. Ich bekam sehr gute Unterstützung vom ganzen Pflegeteam. Ich sah seit langer Zeit wieder Licht am Ende des Tunnels. Doch das Beste an allem ist, dass man einen dort wie einen vollwertigen Menschen behandelt, der nicht weniger wert ist als ein „Gesunder“.

Meiner Meinung ist das wichtigste in der DBT, dass der Wille von einem selber kommt und dass man alles dafür gibt, wieder einen Platz in der Welt findet. Der Satz, der mir am meisten geholfen hat, war: Man muss sich jeden Tag dafür entscheiden, den Weg neu zu nehmen.

Ich arbeitete sehr hart und es hat sich dafür gelohnt, denn ich hatte wieder Zukunftspläne und Wünsche. Ich spürte die Lebensenergie in vollen Zügen und hatte das Gefühl wie neu geboren zu sein. Ein halbes Jahr später ging ich zur Auffrischung nochmals ins ZI. Dort hab ich dann die restlichen Kummerbrocken, die nicht größer waren als ein Sandkorn, bearbeitet.

Gleichzeitig hatte ich ein Pflegepraktikum im Krankenhaus begonnen, um zu erproben, wie ich unter normalen Arbeitsbedingungen zurechtkomme. Ich habe meine ganze Lebensqualität zurückbekommen. Ich fühle mich wieder als Mensch und nicht mehr wie ein Tier, das eingesperrt in seinem Käfig hin und her läuft. Ich habe jetzt einen Ausbildungsplatz als Krankenschwester bekommen, die Arbeit macht mir Spaß, ich fühle mich gebraucht und manchmal richtig wichtig. Das einzige, was mich heute ärgert, ist die Tatsache, dass so viel Zeit vergangen ist, bis ich endlich eine Therapie bekam, die mir half. Und wie viel Zeit habe ich mit Ärzten und Pflegern und Therapeuten vergeudet, die einfach keine Ahnung hatten von Borderline-Störungen.

Anhang

Literatur

Bohus, M. (2002). *Borderline-Störungen* (Fortschritte der Psychotherapie). Göttingen: Hogrefe.

Bohus, M. & Wolf, M. (2009). *Interaktives Skillstraining für Borderline-Patienten Manual zur CD-ROM für die therapeutische Arbeit.* Stuttgart: Schattauer.

Bohus, M., Höschel, K., Schmahl, C. & Mauchnik, J. (2008). *Borderline-Störungen.* DVD München: F. M.A.

Bohus, M. & Wolf, M. (2009). *Interaktives Skills-Training für Borderline-Patienten. Die CD-ROM für Betroffene.* Stuttgart: Schattauer.

Burkhard, A. (2010). *Achtsamkeit-Entscheidung für einen neuen Weg.* Stuttgart: Schattauer.

Knuf, A. (Hrsg.). (2006). *Leben auf der Grenze. Erfahrungen mit Borderline.* Bonn: Psychiatrie Verlag.

Knuf, A. & Tilly, Ch. (2009). *Das Borderline-Selbsthilfebuch.* Bonn: Balance-Buch + Medien.

Kröger, Ch & Unckel, Ch. (Hrsg.). (2006). *Borderline-Störung: Wie mir die Dialektisch Behaviorale Therapie geholfen hat.* Göttingen: Hogrefe.

Rentrop, M., Reicherzer, M. & Bäuml, J. (2007). *Psychoedukation Borderline-Störung. Manual zur Leitung von Patienten- und Angehörigengruppen.* München: Urban & Fischer.

Hilfreiche Adressen

Dachverband Dialektisch Behaviorale Therapie DDBT e. V.

Sekretariat Dachverband
Tamara Plemper
c/o Klinik für Psychosomatik und Psychotherapeutische Medizin
Zentralinstitut für Seelische Gesundheit
J 5
68159 Mannheim
Tel.: 0621/1703-4003
Fax: 0621/1703-4005
www.dachverband-dbt.de

2004 wurde der Dachverband Dialektisch Behaviorale Therapie (DDBT) gegründet, um die Bemühungen für eine angemessene und effiziente Versorgungsstruktur zu konzentrieren. In Zusammenarbeit mit Therapeuten, Wissenschaftlern und Betroffenen strukturiert und organisiert der DDBT die Weiterbildung und die Versorgung in DBT. Auf der Website des DDBT findet sich eine Übersicht zu zertifizierten Behandlungsangeboten im deutschsprachigen Bereich.

Borderline Trialog

Anja Link
Hessestraße 10
90443 Nürnberg
Tel.: 0911/42485540
Fax: 0911/4248558
www.borderlinetrialog.de

Unter Leitung von Anja Link werden in Nürnberg trialogische Veranstaltungen organisiert, bzw. die Organisation solcher Veranstaltungen wird unterstützt. Die Grundidee ist die Schaffung von Kommunikationsplattformen für Betroffene, Angehörige und Experten. Einmal pro Jahr findet eine sehr gut besuchte Großveranstaltung in Ansbach statt.

DBT-Selbsthilfegruppe Duisburg

Tel.: 01764207 3587
E-Mail: mail@DBT-SHG-Duisburg.de

Zeitschrift Grenzposten

E-Mail: redaktion@grenzposten.de
www.grenzposten.de

Ziel der Zeitschrift Grenzposten ist es, Aufklärungsarbeit bezüglich psychischer Erkrankungen, speziell der Borderline-Störung, zu leisten und die trialogische Vernetzung und Kooperation aller Beteiligtengruppen (Betroffene, Angehörige und Experten) zu fördern. Um dies zu realisieren, wird vierteljährlich eine Selbsthilfe-Zeitung herausgegeben, die von über 5.000 Lesern aus Deutschland, Österreich, der Schweiz, Liechtenstein und den USA gelesen wird. Mit der Zeitung möchten die Herausgeber, basierend auf verhaltenstherapeutischen Methoden (z. B. der DBT) Hilfe zur Selbsthilfe anregen und unterstützen. Da die Herausgeber selbst Betroffene sind, können sie sehr gut vermitteln, was hilft und was nicht. So arbeiten sie einerseits psychoedukativ, indem sie den Lesern die Grundzüge der Borderline-Erkrankung erläutern und geben andererseits zusätzlich praktische Tipps und Hilfen.

Borderline-Netzwerk e. V.

E-Mail: vorstand@borderline-netzwerk.info
www.borderline-netzwerk.info

Das Borderline-Netzwerk ist eine Selbsthilfe-Plattform, die vielfältige Informationen und Angebote für Betroffene und Angehörige vorhält: Literaturzirkel, Expertenrat, Chatrooms, Telefonberatung, Newsletter, um nur einiges zu nennen.

Deutsches Borderline Zentrum

ZI Mannheim (KFO 256)
J5
68159 Mannheim
www.deutsches-borderline-zentrum.de

Dieses von der Deutschen Forschungsgemeinschaft finanzierte Schwerpunktprojekt befasst sich mit der Aufklärung von neurobiologischen und psychosozialen Pathomechanismen der Borderline-Störung sowie mit der Weiterentwicklung und Verbesserung der therapeutischen Möglichkeiten.

Weitere Internetadressen

www.blumenwiesen.org
www.borderline-plattform.de
www.facebook.com/dbtskills
www.borderline-selbsthilfe.de
http://www.borderline-borderliner.de/
http://www.skillsshop.ch/home.html

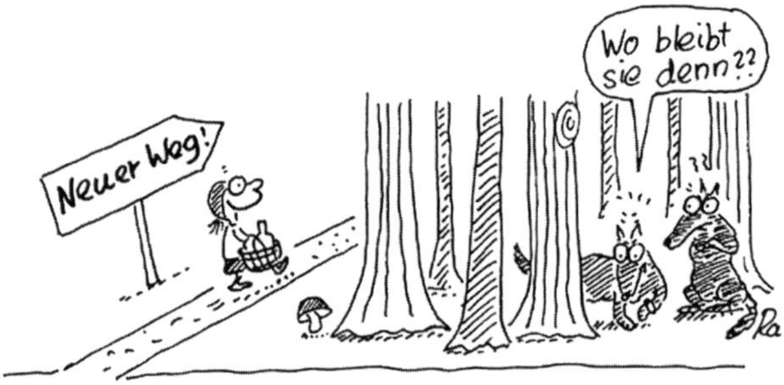

Bleibt uns nur noch, Ihnen viel Kraft zu wünschen und Durchhaltevermögen auf Ihrem „Neuen Weg“ in ein erfülltes Leben – trotz oder auch gerade wegen Ihrer Borderline-Störung.

Arbeitsblätter

Arbeitsblatt: Tagebuchkarte 1

Handz. Therap./ Pflege	TAG	Suizidale Ideen (0–5)	Selbstschädigung		Not/ Elend (0–5)	Spezielles Problemverhalten				PMS* (j/n)	Menstruation (j/n)	Schlaf (0–5)	Entscheidung für neuen Weg (0–5)	Positive Aktivitäten			Freude (0–5)
			Drang (0–5)	Handl. (/n)		Drang (0–5)	Handl. (j/n)	Drang (0–5)	Handl. (j/n)					Skills (0–7)	positive(s) Ereignis(se)	körperl. Aktivität (0–7)	
	MO																
	DI																
	MI																
	DO																
	FR																
	SA																
	SO																

* PMS = Prämenstruelles Syndrom

Kodierungen:

suizidale Vorstellungen

0 = keine
1 = kaum
2 = mäßig
3 = drängend
4 = sehr drängend
5 = das Denken ist komplett auf suizidale Ideen eingeengt

Selbstverletzungsdrang

0 = keine
1 = kaum
2 = mäßig
3 = starker Drang
4 = sehr starker Drang
5 = nicht kontrollierbar

Not/Elend/Freude/ Entscheidung neuer Weg

0 = kein
1 = kaum
2 = etwas
3 = mittelmäßig
4 = groß
5 = sehr groß

Schlaf

0 = gar nicht
1 = sehr schlecht
2 = schlecht
3 = mittelmäßig
4 = gut
5 = sehr gut

Skills/körperliche Aktivitäten

0 = nicht daran gedacht und nicht angewandt
1 = daran gedacht, aber nicht angewandt, wollte nicht
2 = daran gedacht, nicht angewandt, hätte aber gewollt
3 = habe es versucht, konnte sie aber nicht anwenden
4 = versucht, konnte sie anwenden, aber sie halfen nicht
5 = automatisch angewendet, aber sie halfen nicht
6 = versucht, konnte sie anwenden und sie halfen
7 = automatisch angewendet und sie haben geholfen

Arbeitsblatt: Verhaltensanalyse 2

1. Was habe ich getan? (Problemverhalten, z. B. Selbstverletzungen)

Beschreiben Sie bitte Ihr Verhalten im Detail: Was genau taten Sie? Wo? Wer außer Ihnen war beteiligt? Beschreiben Sie Ihr Problemverhalten so genau, dass eine Schauspielerin in einem Theaterstück oder Film es nachspielen könnte.

____

____

____

____

2. Was machte mich anfällig? (Belastende Bedingungen)

Was machte Sie anfällig für das Problemverhalten? Berücksichtigen Sie bitte folgende Umstände (Gestörtes Essen oder Schlafen, körperliche Erkrankung, Alkohol oder Drogen, Missbrauch von Medikamenten, stressreiche Ereignisse in Ihrer Umgebung etc.)

____

____

____

____

Arbeitsblatt: Verhaltensanalyse (Fortsetzung) 2

3. Was genau passierte kurz vorher? (Auslöser und inneres Erleben)

Welches Ereignis ging dem Beginn des Problemverhaltens voraus? Was taten, dachten, fühlten oder stellten Sie sich vor, bevor das Problemverhalten begann? Wie nahmen Sie Ihren Körper wahr? Was von dem Vorhergegangenen war Ihrer Meinung nach das Wichtigste?

____

____

____

____

4. Und was folgte darauf? (Kurzfristige und langfristige Folgen)

Welche Folgen wurden durch Ihr Problemverhalten ausgelöst (Veränderung von Gefühlen, Gedanken, Körperwahrnehmung etc.)? Wie war dies direkt nach dem Problemverhalten und wie später? Wie haben andere Personen unmittelbar und mit Verzögerung reagiert? Welche Folgen hatte Ihr Verhalten langfristig für Sie selbst und für andere Personen?

____

____

____

____

Arbeitsblatt: Verhaltensanalyse (Fortsetzung) 2

5. Was kann ich in Zukunft anders machen? (Alternativen)

Gehen Sie noch einmal Ihre Verhaltensanalyse durch. Suchen Sie Punkte, wo Sie falls Sie anders gehandelt hätten, das Problemverhalten hätten umgehen können. Welche Fertigkeiten hätten Sie anwenden können oder könnten Sie nächstes Mal brauchen? Warum hat das diesmal noch nicht geklappt? Was würde Ihnen helfen das Verhalten zukünftig unter Kontrolle zu bringen?

____

____

____

____

Arbeitsblatt: Spannungsprotokoll

3

	6:00	7:00	8:00	9:00	10:00	11:00	12:00	13:00	14:00	15:00	16:00	17:00	18:00	19:00	20:00	21:00	22:00	23:00
10																		
9																		
8																		
7																		
6																		
5																		
4																		
3																		
2																		
1																		

Arbeitsblatt: Soziale Ziele erreichen – Situationssanalyse

4

1. Beschreiben Sie eine problematische Situation.

____

____

____

____

____

2. Was war das Ergebnis dieser Situation?

____

____

____

3. War dieses Ergebnis erwünscht?

____

4. Was war Ihr eigentliches Ziel in dieser Situation?
   (Welches Ergebnis hätten Sie sich gewünscht?)

____

____

____

Arbeitsblatt: Soziale Ziele erreichen – Situationssanalyse (Fortsetzung) 4

5. War dieser Wunsch in der Situation zu erreichen?
   (Wenn Nein: Was war in der Situation maximal möglich?)

____

6. Was hätten Sie in der Situation tun können, um dieses Ziel zu erreichen?

____

____

____

____

7. Wie können Sie dies in Zukunft umsetzen?

____

____

____

____

Arbeitsblatt: Fairen Blick üben 5

Diese Übung dient dazu, Ihnen zu zeigen, dass Sie oft unterschiedliche Maßstäbe anlegen, wenn Sie sich selbst oder andere beurteilen.

Versuchen Sie zunächst, **eine gute Freundin oder einen Bekannten zu beurteilen**. Formulieren Sie jeweils zwei positive Eigenschaften:

Umgang mit Mitmenschen: ________________________________

Körperliche Aspekte: ________________________________

Beruf und Ausbildung: ________________________________

Freizeit und Hobbys: ________________________________

Anderes: ________________________________

Und nun versuchen Sie, für jeden dieser Bereiche auch zwei positive Eigenschaften **für sich** zu finden:

Umgang mit Mitmenschen: ________________________________

Körperliche Aspekte: ________________________________

Beruf und Ausbildung: ________________________________

Freizeit und Hobbys: ________________________________

Anderes: ________________________________

Sehen Sie den Unterschied? Sie sollten sich und andere mit dem gleichen fairen Blick beurteilen. Das will geübt sein!

Tagesrückblick: Nehmen Sie sich abends ein paar Minuten Zeit, um zu überlegen, was Ihnen an diesem Tag gelungen ist. Das kann auch eine Kleinigkeit oder etwas Unauffälliges sein.

Heute ist mir gelungen: ________________________________

____

____